U0102628

浙派中醫
TRADITIONAL CHINESE MEDICINE OF ZHEJIANG SCHOOL

浙派中医丛书
品牌系列

楼英中医药文化

主编　江凌圳　丁立维

全国百佳图书出版单位
中国中医药出版社
·北　京·

图书在版编目（CIP）数据

楼英中医药文化 / 江凌圳，丁立维主编 . —北京：中国中医药出版社，
2023.10

（《浙派中医丛书》品牌系列）

ISBN 978 – 7 – 5132 – 8338 – 0

Ⅰ . ①楼… Ⅱ . ①江… ②丁… Ⅲ . ①楼英（1320–1389）—中医学—医
学思想—研究 Ⅳ . ① R2–092

中国国家版本馆 CIP 数据核字（2023）第 152857 号

中国中医药出版社出版

北京经济技术开发区科创十三街 31 号院二区 8 号楼

邮政编码 100176

传真 010–64405721

河北品睿印刷有限公司印刷

各地新华书店经销

开本 710 × 1000 1/16 印张 16 字数 231 千字

2023 年 10 月第 1 版 2023 年 10 月第 1 次印刷

书号 ISBN 978 – 7 – 5132 – 8338 – 0

定价 138.00 元

网址 www.cptcm.com

服 务 热 线 010–64405510

购 书 热 线 010–89535836

维 权 打 假 010–64405753

微信服务号 zgzyycbs

微商城网址 https://kdt.im/LIdUGr

官 方 微 博 http://e.weibo.com/cptcm

天猫旗舰店网址 https://zgzyycbs.tmall.com

惠　　　天　　　下

《楼英中医药文化》编委会

《浙派中医丛书》组织机构

指导委员会

主任委员　王仁元　曹启峰　谢国建　朱　炜　肖鲁伟
　　　　　范永升　柴可群

副主任委员　蔡利辉　曾晓飞　胡智明　黄飞华　王晓鸣

委　　员　陈良敏　郑名友　程　林　赵桂芝　姜　洋

专 家 组

组　长　盛增秀　朱建平

副组长　肖鲁伟　范永升　连建伟　王晓鸣　刘时觉

成　员（以姓氏笔画为序）

　　　　王　英　朱德明　竹剑平　江凌圳　沈钦荣

　　　　陈永灿　郑　洪　胡　滨

项目办公室

办公室　浙江省中医药研究院中医文献信息研究所

主　任　江凌圳

副主任　庄爱文　李晓寅

《浙派中医丛书》编委会

总　序

浙江位居我国东南沿海，地灵人杰，人文荟萃，文化底蕴十分深厚，素有"文化之邦"的美誉。就拿中医中药来说，在其发展的历史长河中，历代名家辈出，著述琳琅满目，取得了极其辉煌的成就。

由于浙江省地域不同，中医传承脉络有异，从而形成了一批各具特色的医学流派，使中医学术呈现出百花齐放、百家争鸣的繁荣景象。其中丹溪学派、温补学派、钱塘医派、永嘉医派、绍派伤寒等最负盛名，影响遍及海内外。临床各科更是异彩纷呈，涌现出诸多颇具名望的专科流派，如宁波宋氏妇科和董氏儿科、湖州凌氏针灸、武康姚氏世医、桐乡陈木扇女科、萧山竹林寺女科、绍兴三六九伤科，等等，至今仍为当地百姓的健康保驾护航，厥功甚伟。

值得一提的是，古往今来，浙江省中医药界还出现了为数众多的知名品牌，如著名道地药材"浙八味"，名老药店"胡庆余堂"等，更是名驰遐迩，誉享全国。由是观之，这些宝贵的学术流派和中医药财富，很值得传承与弘扬。

有鉴于此，浙江省中医药学会为发扬光大浙江省中医药学术流派精华，凝练浙江中医药学术流派的区域特点和学术内涵，由对浙江中医药学术流派有深入研究的浙江中医药大学原校长范永升教授亲自领衔，凝心聚力，集思广益，最终打出了"浙派中医"这面能代表浙江省中医药特色、优势和成就的大旗。此举，得到了浙江省委省政府、浙江省卫生健康委员会和浙江省中医药管理局的热情鼓励和大力支持。

《中共浙江省委 浙江省人民政府 关于促进中医药传承创新发展的实施意见》提出要"打造'浙派中医'文化品牌，实施'浙派中医'传承创新工程，深入开展中医药文化推进行动计划。加强中医药传统文献研究，编撰'浙派中医'系列丛书"。浙江省中医药学会先后在省内各地多次举办有关"浙派中医"的巡讲和培训等学术活动，气氛热烈，形势喜人。

浙江省中医药研究院中医文献信息研究所为贯彻习近平总书记关于中医药工作的重要论述精神和《中共浙江省委 浙江省人民政府 关于促进中医药传承创新发展的实施意见》，结合该所的专业特长，组织省内有关单位和人员，主动申报并承担了浙江省中医药科技计划"《浙派中医》系列研究丛书编撰工程"，省中医药管理局将其列入中医药现代化专项。在课题实施过程中，项目组人员不辞辛劳，在广搜文献、深入调研的基础上，按《浙派中医丛书》编写计划，分原著系列、专题系列、品牌系列三大板块，殚心竭力地进行编撰出版，我感到非常欣慰。

我生在浙江，长在浙江，在浙江从事中医药事业已经五十余年，虽然年近九秩，但是继承发扬中医药的初心不改。我十分感谢为编写《浙派中医丛书》付出辛勤劳作的同志们。专著的陆续出版，必将为我省医学史的研究增添浓重一笔；必将会对我省乃至全国中医药学术流派的传承和创新起到促进作用。我更期望我省中医人努力奋斗，砥砺前行，将"浙派中医"的整理研究工作做得更好，把这张"金名片"擦得更亮，为建设浙江中医药强省做出更大的贡献。

葛琳仪

写于辛丑年孟春

注：葛琳仪，国医大师、浙江中医学院原院长

前　言

　　"浙派中医"是浙江省中医学术流派的概称，是浙江省中医药学术的一张熠熠生辉的"金名片"。近年来，在上级主管部门的支持下，浙江省中医界正在开展规模宏大的浙派中医的传承和弘扬工作，根据浙江省卫生健康委员会、浙江省文化和旅游厅、浙江省中医药管理局印发的《浙江省中医药文化推进行动计划》（2019—2025年）的通知精神，特别是主要任务中打造"浙派中医"文化品牌——编撰中医药文化丛书，梳理浙江中医药发展源流与脉络，整理医学文献古籍，出版浙江中医药文化、"浙派中医"历代文献精华、名医学术精华、流派世家研究精华、"浙产名药"博览等丛书，全面展现浙江中医药学术与文化成就。根据这一任务，2019年浙江省中医药研究院中医文献信息研究所策划了《浙派中医丛书》（原著、专题、品牌系列）编撰工程，总体计划出书60种，得到浙江省中医药现代化专项的支持，立项（项目编号2020ZX002）启动。

　　《浙派中医丛书》原著系列指对"浙派中医"历代文献精华，特别是重要的代表性古籍，按照中华中医药学会2012年版《中医古籍整理规范》进行整理研究，包括作者和成书考证、版本调研、原文标点、注释、校勘、学术思想研究等，形成传世、通行点校本，陆续出版，尤其是对从未整理过的善本、孤本进行影印出版，以期进一步整理研究；专题系列指对"浙派中医"的学派、医派、中医专科流派等进行系统介绍，深入挖掘其临床经验和学术思想，切实地做好文献为临床服务；品牌系列指将名医杨继洲、朱丹溪，名店胡庆余堂，名药"浙八味"等在浙江地域甚至国内外享有较高知名度的人、物进行整理研究编纂成书，突出文化内涵和打造文化品牌。

《浙派中医丛书》从2020年启动以来，得到了浙江省人民政府、浙江省卫生健康委员会、浙江省中医药管理局的大力支持，得到了浙江省内和国内对浙派中医有长期研究的文献整理研究人员的积极参与，涉及单位逾十家，作者上百位，大家有一个共同的心愿，就是要把"浙派中医"这张"金名片"擦得更亮，进一步提高浙江中医药大省在海内外的知名度和影响力。

2020年至今，我们经历了新冠肺炎疫情，版本调研多次受阻，线下会议多次受影响，专家意见反复碰撞，尽管任务艰巨，但我们始终满怀信心，在反复沟通中摸索，在不断摸索中积累，继原著系列第一辑刊印出版后，原著系列第二辑、专题系列、品牌系列也陆续交稿，使《浙派中医丛书》三个系列均有代表著作问世。

还需要说明的是，本丛书专题系列由于各学术流派内容和特色有所不同，品牌系列亦存在类似情况，本着实事求是的原则，各书的体例不强求统一，酌情而定。

科学有险阻，苦战能过关。只要我们艰苦奋斗，协作攻关，《浙派中医丛书》的编撰工程，一定能胜利完成，殷切期望读者多提宝贵意见和建议，使我们将这项功在当代，利在千秋的大事做得更强更好。

《浙派中医丛书》编委会
2022年4月

编写说明

对楼英的研究，起源于我们对浙籍名医朱丹溪和丹溪学派的研究。2013年我们承担了浙江省中医药科技重点项目"丹溪学派的传承发展与著述研究"（项目编号2013ZZ002），整理与考证了丹溪学派的重要代表人物。以往的研究均将楼英列为朱丹溪的入室弟子，但在查阅楼英资料时发现证据不足，我们也曾委托当地医生调研考察，但收获甚少，存疑待考。

2018年3月，在浙江省中医药学会的带领下，我们来到萧山楼塔镇调研，了解到杭州市萧山区楼塔镇人民政府（下称楼塔镇人民政府）对楼英研究和宣传的重视。在这样的机缘下，我们开始开展楼英的专题研究，一方面我们认真查阅了新中国成立以后学者们对楼英的研究，包括出版的著作和发表的论文，一方面联系对楼英有较多研究的萧山楼岳中老师，北京中国中医科学院的朱建平研究员、朱定华研究员和长春中医药大学的王姝琛教授等，并进行了走访。2018年12月，为了考察楼英与戴原礼的关系，在杭州市萧山区楼塔历史文化研究会（下称楼塔历史文化研究会）楼士青老师的安排下，我们来到诸暨马剑镇拜访了戴原礼的后裔戴关土老师，此行在戴关土老师的大力支持下收获颇丰。2018年12月，为了考察楼英与赵良仁的关系，在浦江县中医院张群肖老师的帮助下，我们查阅了浦江赵良仁这一支的《浦阳赵氏宗谱》。同月，在楼士青老师的努力帮助下，我们还拜访了萧山临浦周明道先生的儿子周一清先生，周明道先生是楼英研究第一人,《楼英研究》的作者。浙江藏龙卧虎,人才辈出,深入的调研和挖掘,不仅意义重大,而且不可或缺。

2019年6月,随着调研的进展,浙江省中医药学会、浙江省中医药研究院、楼塔镇人民政府一起召开了"浙籍医家楼英医学文化传承研讨会"。2020年10月在萧山楼塔镇召开"《浙派中医丛书》专题、品牌系列专家论证会",引起了学术界对《浙派中医丛书》和楼英的关注。2021年10月,浙江省中医药研究院、中国中医药出版社、学苑出版社、楼塔镇人民政府在浙江省中医药管理局的支持下联合召开了"《浙派中医丛书》原著系列第一辑及《医学纲目》明建阳刻本影印本"新书发布会,随着《医学纲目》明建阳刻本影印问世,也让我们认识了更多对楼英和《医学纲目》有长期研究的学者专家,特别是中国中医科学院的黄龙祥研究员,其研究楼英和《医学纲目》的深度和水平堪称学术界天花板,黄龙祥研究员为我们的工作提供了最大限度的支持和帮助,同时也根据我们提供的信息,到楼塔古镇走访调研,成为研究过程中的一段佳话。

综上所述,近年来我们对浙派中医楼英及其《医学纲目》的研究达到了前所未有的高度和深度,《楼英中医药文化》编写的启动和完成是我们浙派中医研究的缩影和典范。首先,在研究深度上,投入,抢救,艰辛,波折,团结,欣慰,成了浙派中医研究的代名词,本书的编写已经凝聚了太多研究人员的心血,但楼英的研究还在继续,本书稿只是浙江省中医药现代化专项阶段性成果的体现。其次,从编写体例上,我们努力想将本书做成《浙派中医丛书》名医品牌的模板,全书构建了"楼英行迹、学术成就、品牌塑造"三篇。其中,上篇"楼英行迹"包括了时代背景、楼塔故里、儒学传家、成才之路等四章,对楼英其人的成长历程及家族背景进行了详细介绍。中篇"学术成就"包括了《医学纲目》、《运气类注》、其他著作、学脉传续等四章，对楼英其学的相关著作及传承脉络做了系统梳理。下篇"品牌塑造"包括了学术品牌、文化品牌、文化产业等三章，意在展现当代在楼英品牌塑造上的进展与成果。楼英的代表作《医学纲目》洋洋洒洒百万余字，为了在有限的篇幅中更全面、更真实地体现楼英在医学上的精妙之见及对后世医学的影响，我们特意在文末附上了相关原文篇章，以飨读者。从历史到学术，从学术到文化，编写力求选材精当，重点突出，结合编者的学习心得和体会，着力予以阐发。最后从编写意义上，打造"浙派中医"文化品牌，列入《浙江省中医药发展"十四五"规划》《浙江省中医药文化推进行动计划》的重点任务，《浙派中医丛书》品牌系列的设计，不仅顺应时代的需求，更能考镜源流，辨章学术，弘扬文化，具有重要的历史意义和现实意义。

需要指出的是，考虑到各个章节具体内容的完整性，部分文字有所交叉重复，请读者见谅。书中插图，除了标注供图来源的，均为本书编者提供。由于编者水平有限，书中错误和不足之处，敬请同道指正。

最后，感谢浙江省中医药学会、杭州市萧山区楼塔镇人民政府的大力支持，向支持我们调研和指导我们工作的各位专家学者致以最真挚的敬意。

《楼英中医药文化》编委会

2023 年 5 月

目　录

附　录

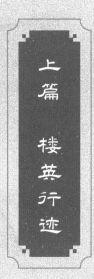

上篇 楼英行迹

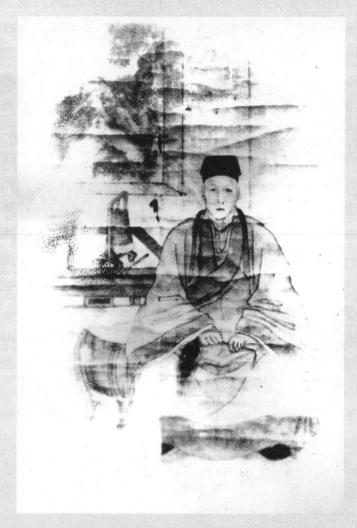

图 1-1　楼英画像／楼塔历史文化研究会供图

第一章　时代背景

楼英生于元至顺三年（1332），卒于明建文三年（1401），生活于元末明初的朝代交替时期。

1271 年，忽必烈建立元朝，定都大都（北京），1279 年元朝消灭南宋残余势力，成为第一个由少数民族统一中国的王朝，元朝的大统一，促进了多民族国家的发展，但是也带来管理的不易。元朝中期，皇位频繁更迭，政治始终没有走上正轨。元朝末年，土地兼并严重，官府横征暴敛，元惠宗怠于政事、滥发纸币导致通货膨胀，为了治理泛滥的黄河又加重徭役，导致 1351 年爆发民变。经过多年的战争，1368 年朱元璋在应天府称帝，国号大明，年号洪武。

楼英父亲楼友贤生于 1298 年，正好生活在元朝这样一个动荡的时代，1322 年至 1332 年期间，楼友贤的长子楼公奭、次子楼公奕、幼子楼公爽陆续出生，楼公爽即楼英。楼塔外元朝十年换五帝，战乱频频；楼塔内则是"半是仙源半是城"的仙岩圣地，性格内敛的楼英在儒道文化与尚勤尚俭、尊亲敬祖的家风民风浸润下，与世无争，隐居故里，著书立说。宗谱有载"（楼英）素厌尘寰①，轻财帛，隐居玄度岩，读书采药""隐仙岩洞，勘李东垣、朱丹溪不传之秘"。

《仙岩楼氏宗谱》记载，少年的楼英天资聪慧，家学深厚，"初年习举子业，于易道、阴阳尤深切，精明文词则辩论多方"，元至正四年（1344），楼英 13 岁，母病，当时年轻的浦江名医戴思恭（即戴原礼）奉父命三个月内三次往返浦江，专程来楼塔为之诊治，楼母得痊愈。因此，楼英和戴原礼就有了密切的交往。戴原礼称赞楼英"敏而好学，后必有

---

① 尘寰：人世间。

成"。楼英确立学医志向后，博览祖父和父亲留下的大量医籍，有感于世存医籍分类欠当，遂搬入清燕楼，以读书、采药度日。为了编撰《医学纲目》，楼英又在清燕楼研习《周易》《素问》《难经》等经典，"研穷《素问》《难经》之旨，孜孜以活人为务，绝口不谈声利事"，终日编写书稿，同时行医救人，历经三十余年，终达大成。楼氏著作甚丰，有《医学纲目》《内经运气类注》《守分说》《江潮论》《周易参同契药物火候图说》《仙岩日录》《仙岩漫录》《仙岩文集》等多部作品，除了《仙岩日录》《仙岩漫录》《仙岩文集》未见通行本外，《医学纲目》《内经运气类注》《守分说》《江潮论》《周易参同契药物火候图说》都流传于世，其中又以《医学纲目》最能代表其学术思想。

一、政权更迭

元朝是中国首次由少数民族建立的大一统王朝，在时间上一般认为起于 1271 年元世祖忽必烈建元，国号大元，迁都大都（北京），止于 1368 年明朝建立。13 世纪初，成吉思汗统一蒙古各部，建立蒙古汗国，之后成吉思汗带领继承人横扫欧亚大陆，与此同时，蒙古人先是联宋灭金，结束了金国在北方的统治，至元十三年（1276），元军攻陷临安（今浙江杭州），俘虏南宋恭帝赵㬎及谢太后，至元十六年（1279），元军在崖山海战中消灭了南宋流亡官员和宋军残部所重建的新朝，南宋灭亡，南北统一。

元朝为蒙古族政权，自建立以来其政策就存在着民族歧视，最常见的说法为按民族划分户籍，"民分四等"，即一等蒙古人，二等色目人（中亚、西域等地的民族），三等汉人（概指北方的汉族、契丹、女真等），四等南人（南宋遗民），这里的南人是指原南宋境内各族，楼氏在元朝即属于南人这一等。相对宋、明而言，元代汉人精神上是压抑的，对元朝朝廷始终持敌视态度。另外还有按照职业划分户籍的制度，比如按职业划分为儒户、医户、军户、匠户、灶户、道士、僧人等。楼英属于儒户。

元朝末年，皇室内部斗争不断，吏治腐败，天灾人祸并起，民不聊生，黄河泛滥尤使沿河人民破产流亡，无以为生。起于颍州的韩山童、刘福通等白莲教众利用民怨滔天之机发动起义，称为"红巾军"，一时间从者数十万，不到数月，黄淮、江南到处举起了起义的大旗。另有起于蕲、黄的徐寿辉、彭莹玉这一支，他们纪律严明，不淫不杀，把归附他们的人登记户籍，受到了广大人民的拥护。浙东方国珍与泰州张士诚则是当时江浙行省中的另外两支起义势力，对元朝政府的行动有所牵制，后被元朝政府收买，转而与红巾军为敌。至正十二年（1352），朱元璋正在濠州郭子兴领导的红巾军中效命，经过一系列的战役逐渐发展起了自己的势力。至正十六年至二十年间（1356—1360），朱元璋以金陵（南京）为根据地向南方进一步扩大势力范围，并按朱升"高筑墙，广积粮，缓称王"的建议对地区统治进行巩固，重视农业生产的恢复和堤防水利的修建，使江浙皖地区的人民生活较为安定。至正二十四年（1364），朱元璋称吴王，在随后几年中打败了其他江南势力，于至正二十七年（1367）决意北伐，1368年成功进占大都，结束了元朝的统治，同年建立明朝，改元洪武。

明朝历经12世、16位皇帝，国祚276年。1368年，明太祖朱元璋在南京应天府称帝，国号大明。因明朝的皇帝姓朱，故又称朱明。1421年，明成祖朱棣迁都至顺天府（北京），在应天府（南京）设立南直隶。明朝前期国力强盛，开创了洪武之治、永乐盛世、仁宣之治和弘治中兴等盛世，国力达到全盛，疆域辽阔。中后期由于政治腐败和天灾，导致国力下降，爆发农民起义。1644年，李自成攻入北京，明崇祯帝朱由检于煤山自缢。明朝宗室在江南建立南明政权，满清趁乱入关，击败李自成农民军和南明政权，1662年永历帝朱由榔被杀，南明灭亡。1683年，清军攻占台湾，明郑结束。明朝是继汉唐后又一个兴盛的中原王朝。明朝无汉唐之和亲，无两宋之岁币，天子守国门，君王死社稷。在清朝官修史书《明史》中评价明朝是"治隆唐宋""远迈汉唐"。

二、医政演变

金元时期，由北方少数民族建立的政权对于医疗卫生事业都十分重视，在医药管理的政策和组织设置上比两宋更为完善。南北医政交错结合，医学提举司、官医提举司等机构诞生，医生地位相对提高。金代定都北京以后，开始建立太医院，掌管天下医政。金朝的太医院，不设尚药局、御药院，纯属宣徽院管理，不具有统摄天下医政的职权。元朝统治者先后几次对太医院的名称、官职设置、品级等内容予以变更，其中元大德五年（1301）是太医院发展的分水岭。此前，元朝太医院基本沿用金代制度，隶属于宣徽。太医院提点、使、宣徽院副使、判官是太医院的主要行政管理人员。大德五年，升太医院院使品级为正二品，地位高于六部，为历朝最高，取消提点一职。太医院兼有制订全国统一的医药管理政策、医药法规和监督医政实施等多种职能，是一个集行政、管理、司法于一身的部门。明宋濂所撰《元史·志第三十八·百官四》记载：太医院，秩正二品。掌医事，制奉御药物，领各属医职。中统元年，置宣差，提点太医院事，给银印。至元二十年，改为尚医监，秩正四品。二十二年，复为太医院，给银印，置提点四员，院使、副使、判官各二员。大德五年，升正二品，设官十六员。

元代在太医院之下大致设立了几个不同的管理机构，负责具体的医疗卫生工作，地方上也依照这样的体系进行了设置。比如御用医疗机构包括广惠司、御药院、御药局、行御药院、御香局等，广惠司提举最初多由回回医生担任，在广惠司设立之前，由于元初大批回回人进入中原，元朝设立"回回药物院"专门负责伊斯兰医药的研究与推广，后并入广惠司。御药院专门负责储存和制造药物，御药局负责大都和上都御用药物的管理，行御药院负责掌管皇帝的随行药物，御香局则掌修合御用诸香。只有"医术精良，性行醇谨者"才有资格在上述机构中任职，这些医者被称为"尚医"或"御医"，为皇帝及亲贵王臣的医疗保健负责。

医政官吏机构包括官医提举司和医学提举司。官医提举司是负责管理地方医政的机构。行省之下又分路、府、州、县，各行省均设置有提举司或提领所，并可根据路的大小及所辖人口的多寡等配备不同数量的提举和副提举等医官，还可依工作需要增添医正、医司等官职，属太医院直接管辖。其中河南、江浙、江西、湖广、陕西等五省提举司均属本省直接管辖，由于医户的增多和医政事务的繁杂增加了更多的提领官职。医学提举司设置于至元九年（1272），是全国医学教育专门机构，主要负责管理各地医生的学习内容、对太医教学人员的测评、校对医学文献、辨识检视药材、培养和教育医学生等医学事业发展的相关内容，隶太医院，从五品。司内设提举、副提举各 1 人，掌管各种事务。明洪武初亦置医学提举司，后改为太医监。

各地同样设立了医学提举司，负责地方医学校的管理和医学教授的选任。《元典章》中提到太医院医学教授从全国选拔时要由各地逐级考试报送，最后到太医院后还需要由诸路医学提举司复试，经试合格者方能录用。太医院对医学提举司同样有管理职责，各地医学教授由太医院提点拟定名单，在各州、府、县设立医学，培养人才。元代时，医生的地位是很高的。

相较于元代而言，明代医政日趋保守，地方医学的发展相较于中央更为活跃。明代初期仍设太医院，与元朝太医院的独立行政权不同，明朝太医院隶属礼部，至洪武十四年，太医院升为正五品衙门，其中央医药行政管理机构的性质被正式确立起来。与医药有关的事宜均由太医院统一协调处理，其职能主要包括：为皇室提供医疗服务，负责医生的考核与派遣，对药材进行储存，对其他医药机构进行管理与制约等。其他医疗管理机构除了有与元朝一脉相承的御药房、生药库、惠民药局等，还有社会福利组织，如收养由于丧偶、生病、无后等原因造成生活困苦之人的养济院，对贫困无处可葬者设立的义冢等。

三、医学传承

（一）官学教育

元代浙江各州府均设医学提举司，专管医学教育，校址大多设在各州府的三皇庙内，同时还制定选择医学教授的标准与条例。据《浙江省卫生志》记载，比如当时的上虞县由贝元瓒担任医学教授，海宁县由吴瑞担任医学教授，海盐州由徐复任医学教授，婺州由何凤任医学教授，杭州路医学正由倪居敬担任。龙游县设医学博士、助教各 1 人。鄞县设医学教授 1 人。长兴设医学教授 1 人。寿昌县蒋贯、方然、蒋顺、蒋廷玉先后担任该县医学训科。乐清以三皇庙侧房屋为医学所，培养医学生。东阳医学所在县城南面 150 步处，由惠民药局改建而成，设医学教授管理教育事项。至元十八年（1281），肃政廉访副使陈祥在宁波创建庆元路医学，地处县治东北方向贯桥南面，有3间讲堂，设1名教授、1名学正、1名学录，并有医学生。王应麟撰《庆元路建医学记》记载创办经历。至元二十年（1283），舟山有医户43个，至元二十九年（1292）建成医学所，学正胡逢辰兼精医术，收徒传艺。至元二十二年（1285），元朝下令各路设置医学教授学正，训诲医生，制定详细的培训考核制度。至元二十五年（1288），慈溪建县医学，设教授1名。慈溪医学教授桂起予买高新班屋建为医学所。至元二十九年（1292），定海县医学提令许若璧等在城南办州医学所，讲授医术，兼治疾病，主方脉、针灸、疡痛。至元三十一年（1294），定海县学正胡逢辰精通医术，收徒传艺，从事医学教育。延祐元年（1314），达噜噶齐茂巴尔奉议将奉化州洞真观废殿修葺一新，供奉三皇，后知州马致远捐俸，又劝近土医户赞助，在州东立医学所，规模宏丽，有5间讲堂，东西两廊共30间，其气派超过庆元路医学，设学正1名。延祐二年（1315），医学教育机构迁往宁波东北隅魏家巷，有20多间房屋。次年，袁桷撰《重建医学记》，这是宁波最早的"路"一级的中医学校，学校有《圣济总录》《八十一难经》《脉经》等医籍。

上面提到的三皇庙，是指隋唐庙学制建立后，孔庙成为学校教育的中心，唐代对中华民族历来传颂的"三皇"——伏羲、神农、黄帝设庙祭奠，此后五代、两宋都沿袭此制，到了元朝，"三皇"变成了医学之神祇。同时在全国广建三皇庙，如同儒士专祀孔庙一样，医人专祀"三皇"，所以"三皇庙学"成为元朝医学的代称，成了元代医学教育体制中最有特色的一个内容。

元朝的医学教育中，还有两个值得注意的现象，一是用实物，利用一些教学模具和挂图进行教学，比如针灸铜人。二是重实验，在实际操作中亲自观察和体验，比如用死囚进行尸体解剖，进行临床试验和治疗。元朝政府大力开展医学教育的举措，是前朝未有的。元朝政府还允许民间医学教育的传播，扩大受教范围，在客观上推动了各家各派的学术争鸣和交往。中国医学史上著名的金元四大家正是这一时期医学之盛的代表。

除了各种考核制度，元代还制定了定期进行医学经验交流的制度，如至元二十二年（1285）规定每月初一和十五，医学生及在籍医户都要到三皇庙内聚会，三皇之祭古来有之，但到了元代，三皇才被作为"先医"的身份加以祭祀。医者们需要先焚香礼拜先医，然后介绍个人情况和行医经历，交流临床经验并形成文字，交于本路医学教授，作为年终评判优劣等级的材料，并呈报上级以备录用。元代这种严格的医学监察制度极大地促进了医学教育的发展，提高了医学教育水平。由于元代对于医药行业的重视与鼓励，从医人员数量较多，医疗水平也发展迅速。此外，元代各民族的医药交流也异常丰富，因知识领域"正统观念"的淡化，不同体系的医药文化可以其本来面目登场，在官方医学体系中各占有一席之地，从而导致医学理念发生了某种更深层次的融合。

明代医学教育的特点在于地方医学教育的规模大于中央医学教育。明代医学分为十三科：大方脉、小方脉、妇人、疮疡、针灸、眼、口齿、接骨、伤寒、咽喉、金镞、按摩、祝由等。各科共同的课程为《素问》《难经》《神农本草经》《脉诀》之类的启蒙式读物，此外各科再根据专业特点开设不同的课程。医学考试分为太医院考试与地方医学考试。明代太医院培养选聘的医学生主要为本院服务，每年分四季考试，三年大考一次，医学生同太医院的医生、医士一起参加大考，考试合格者根据成绩分别对待，若考试不合格则会被发回原籍。地方上，洪武十七年（1384）规定：府、州、县均应设医学，府设正科一人（从九品），州设典科一人，县设训科一人，负责监管行政与地方医学教育。地方医学考试的主要内容分为背诵医书、讲论义理、查验医案、临证治疗等方面，若有医术不通的则禁止行医，已经获批行医的医生还有定期的考试。

（二）师传私淑

中医传承，以师传为主要传承方式，这是一种传统的带徒方法，历史上许多名医都是通过这条途径被带出来的，如长桑君带弟子扁鹊，扁鹊又带出了子阳、子豹、子容、子明、子越、阳仪、子游七人；公孙光和公乘阳庆传淳于意，淳于意又传授了宋邑、高期、冯信、杜信、唐安等；张伯祖传于张仲景，张仲景又收杜度、卫沈为徒；张元素收李东垣为徒，李东垣收罗天益为徒；等等。这些都是师传的形式。师传主要是亲炙，即直接传授、教导。

师承关系，除了亲炙，还有私淑。"私淑"一词，源出《孟子·离娄下》："予未得为孔子徒也，予私淑诸人也。"意思是说，孟子未能亲受业于孔子之门，但就学于子思之徒，因而得闻孔子之道，并以之善沿其身。可见私淑的意思有两个基本要素：一是私淑的对象是值得尊为师者，二是自称的学生并未直接跟随老师学习。因此，未亲自受业的学生称为私淑弟子。古时候有一些儒家读书人或仕途失意者，是通过自学来掌握医学知识的，通过学习某位老师所著的医书，称私淑于某位老师。如张子和私淑刘完素，张景岳私淑李东垣。

在师传和私淑方面，最典型的就是丹溪学派，朱震亨（1282—1358）创立新说，自成一家之言，既有赵道震、赵良仁、戴思恭等众多嫡传弟子，还有无数私淑弟子，如卢和、黄济之、王纶、楼英等，盛极一时，形成了强大的丹溪学派，广播全国各地，以致明代医家率以丹溪为宗，学风远播海外。

生活在元末明初江浙行省的楼英属于儒户而非医户，朱元璋取消了科举考试，全面实行通过荐举选拔人才的制度，楼英并未参与过官方的科举及医学教育，而他做出以医为业的选择却也与这一时期政府对医学的鼓励及儒生仕进之途的多舛密不可分。

（三）世医传承

前文提到元代按照职业划分户籍，比如儒户、医户、军户、匠户、灶户、道士、僧人等。楼英属于儒户。户籍管理的基本制度是行户世袭。医户世袭，医生的子孙在精通医术的情况可以继承祖业行医，称为世医。从而在医生待遇不高的背景下稳定了医生队伍。

《浙江省卫生志》记载：浙江在中医药学的发展过程中通过家传形式，加上地理环境、风俗习惯、素体禀赋等多因素作用，自然地形成了各种特色鲜明的"世医"派系，浙江的家传世医始于南北朝时期，当时著名医家钱塘人（今杭州）徐之才，从他的五世祖徐熙以下传至他的兄弟，六代之中就有十一个名医，是国内中医史有案可考的最早世医家族的实例。浙江地区有武康姚氏世医、宁波宋氏女科、桐乡陈木扇妇科、海宁郭氏妇科、绍兴钱氏女科、杭州靳氏儿科、平湖戈氏儿科、宁波陆氏伤科等 40 个中医世家。

虽然楼氏家族属于儒户，但从楼英开始，楼氏后裔从医者众，《浙江省卫生志》亦将其列入中医世家，称萧山楼氏世医。此举也合情合理。

这里要特别一提的是，2020 年，楼塔镇以"楼英中医药文化"申报杭州市萧山区非遗项目时，非遗名称被改成了"楼英中医内科"，实是不妥，因为楼英作为临床大家，不仅精通内、外、妇、儿、针灸各科，他最大的贡献是对医学理论体系的重构，故"楼英中医内科"不宜作为非遗项目名称，应及时纠正，建议用"楼氏中医"或"楼英中医药文化"更为符合实际情况。

四、文化发展

国家分裂数百年后，于元朝的又一次统一，对于南北经济文化交流有十分重大的意义。诞生于北宋的新儒学随着宋室南渡而传至南方，由南宋朱熹、陆九渊等承其余绪，在北方却少有传人。而在医学方面，在南宋大部分医家仍以"局方"为规之际，在金朝统治下的北方已涌现了一大批勇于创新中医理论的医家，如刘完素、张元素、李东垣、张子和等。元代运河与海道的开通为元代南北经济文化交流提供了条件，南方的朱子理学逐渐取得了意识形态上的统治地位，而北方医学也随着南北经济文化的交流逐渐南传，启发了大量南方医家，元代经济文化中心的南移也使江南地区成为全国的经济中心与文化中心，王祯创制的木活字及转轮排字架进一步提高了印刷效率，使书籍的出版与流通更为便利，学术上的争鸣也更为活跃。元代这种文化上碰撞性的交流与融合是新思潮、新思想萌发的特定条件，新的医学思想也在这样的碰撞中诞生，其中又以丹溪医学最具有代表性。

元朝实施对外开放、发展海外贸易的政策，使海陆交通发达，贸易规模庞大，各国各民族的医学知识与药物也伴随着贸易往来不断被本土传统医药领域吸收与融合，上文中提到的"回回药物院"的设立即可反映回族医学知识在元代社会中的重要地位。元末明初的江浙地区与日本、朝鲜的交流也尤其频繁，元廷与高丽国为姻亲之好，双方关系密切。就海上贸易而言，庆元港（今浙江宁波港）仍是浙江与高丽接触的最主要港口，从高丽输入的物品主要有人参、松子、榛子、松花、杏仁等土产，从浙江输出的货物则以瓷器和丝织品为大宗，随货物一起流入高丽与日本的还有江浙地区的书籍，流通书籍中又以医学书籍最为常见。元末江浙行省为张士诚与方国珍割据，两人对发展海上贸易也十分重视，并多次遣使高丽。朱元璋在平定江浙势力之后，建立明朝，急于得到周边国家的认可，故在洪武元年（1368）遣使高丽，与高丽建立了稳定的朝贡关系，而随后的海禁政策颁行后，民间的海上贸易被禁止，浙江与朝鲜半岛的海上联系受到了明显的影响。

元朝的文化艺术和科学技术有很高的成就，其中天文学居于当时世界最先进的地位，数学、医学也都在世界先进之列，戏曲和小说创作繁荣，元曲成为与唐诗、宋词并称的优秀文学遗产。

虽然元朝间或有重视儒学、重用汉人的情况出现，但总体而言，元代早期科举的废弛使汉族士子在此朝施展抱负的机会远不及两宋时期。因此大批儒生不得不放弃仕途，另谋生路。经过两宋皇室对医学的重视与推崇，人们对医学的观念已经产生了一些变化，自北宋名相范仲淹"不为良相，则为良医"的流传，使得原本被视为"小道"的医技不再是一门单纯的技术，而是可以济世活人的仁术，也使行医成为儒生改行的首选。朱丹溪少时"从乡先生治经，为举子业"，后从金华理学大师许谦治理学，又在许公影响下转而从医，成为一代苍生大医，即是儒生从医的典型案例。

元代大量儒生入医，对于医学理论的发展十分有益，也使唐宋以来以经验积累为主的医学传承模式得到了提炼与升华，故《四库全书总目提要·医家类》言："儒之门户分于宋，医之门户分于金元。"元代中期恢复科举制度，仍有明显的民族歧视，压抑汉人，楼英的父亲楼友贤亦因仕途不得志，转而专心经史、医学，从而影响楼英，使其对医学产生了深厚的兴趣。

除了科举以外，作为补充，元朝和明初的荐举制度也发挥了重要的作用，《明史·选举志》中记载"时中外大小臣工皆得推荐，下至仓、库、司、局诸杂流，亦令举文学才干之士。其被荐而至者，又令转荐，以故山林岩穴、草茅穷居，无不获自达于上，由布衣而登大僚者，不可胜计"。楼英就曾两次被荐举。明洪武十九年（1386），"纲：秋七月，诏举经明行修练达时务之士。目：年六十以上者，置翰林，备顾问。六十以下，于六部、布按二司用之"（《明鉴纲目》），这期间楼英曾第一次受荐举。洪武二十二年（1389），《明史》有载"八月乙卯，诏天下举高年有德识时务者"；洪武二十三年（1390），"庚寅，授耆民有才德知典故者官"。1389 年或 1390 年，楼英受临淮县丞孟恪的举荐，"以名医举天官"。孟恪，浙江诸暨人，永乐十二年常熟教谕。雍正《浙江通志》则载有楼英"精医术，被召至京，以老疾辞归"。但嘉靖、万历、康熙、乾隆的《萧山县志》均未见楼英有太医院任职的相关记载，直至民国《萧山县志稿》才有"洪武中，临淮丞孟恪荐之太祖，召见，以老赐归"。

郑洪教授主编的《明清〈太医院志〉考释与研究》一书专门讨论了这一问题，存疑待考。

五、名医辈出

楼英（1332—1401）及其幼子楼宗望（1355—1426）正是经历自元至明这样历史时代的浙籍医家的代表，同时期浙江地区的著名医家还有朱丹溪、赵道震、赵良仁、戴思恭、徐彦纯等。

朱丹溪（1282—1358），名震亨，字彦修。浙江义乌人。因其出生地赤岸镇有溪名"丹溪"，学者遂尊之为"丹溪翁"，也称"丹溪先生"。初习儒，其父在元末战乱中去世，家道中落，后从理学大师许谦学习理学，在科举中失利，在许谦的鼓励下由儒习医，师从杭州名医罗知悌，罗氏是金元时期名医刘完素的再传弟子。朱丹溪融金元时期刘完素、张从正、李东垣三者之长而理论创新，成为金元时期的医学四大家之一。其事迹见雍正《浙江通志》。

赵道震，生卒年不详，字处仁。元末明初浙江金华人，精医术，凡医学文献典籍，无不精研。为朱丹溪嫡传弟子，受教于朱丹溪后，造诣更深。公元 1389 年迁至定远（今属安徽），治愈病患颇多，而未尝言利。永乐间诏命编修《永乐大典》，《永乐大典》关于运气的著述，即由赵道震负责。归家后，教子学医，享年 84 岁。著有《伤寒类证》（佚）。其事迹见乾隆《江南通志》。

赵良仁（1315—1379），字以德，号云居，本为吴人（江苏苏州）。据《苏州府志》载："张氏踞吴，良仁挈家去浙。"起初从浦江吴莱、柳贯学儒业。后来弃儒学而从朱丹溪学医，为朱丹溪嫡传弟子。治病多效，名传江浙。张士诚据吴时，征召，谢辞而去江浙，居浦江。后来再去吴（苏州），又挈家隐居华亭（今上海松江）乡间，行医济世。著有《医学宗旨》《金匮方论衍义》二十四卷和《丹溪药要》等书。《医学宗旨》已佚，后二书仅有抄本传世。其事迹见同治《苏州府志》。

戴思恭（1324—1405），字原礼，号肃斋。浙江浦江马剑（现属浙江诸暨）人。元末明初著名医学家，被后世誉为"震亨高弟"。戴氏幼年习儒，元至正二年（1342）随父与姻亲赵良本、赵良仁一起拜于朱丹溪门下，于是穷究医学、旁通诸家，丹溪器重其才，尽以医术授之。明洪武七年（1374）被招贤入京，洪武二十五年（1392）授太医院御医，洪武二十九年（1396）起补充整理《金匮钩玄》，并著《推求师意》，洪武三十一年（1398）年起任太医院院使，为洪武、建文、永乐三朝御医。《浦阳戴氏宗谱·明奉政大夫太医院使戴显一府君墓志铭》载"著《推求师意》《本草摘抄》，编《丹溪医论》凡若干篇，行于世。人无远近皆知公精于医术"。其事迹见雍正《浙江通志》和康熙《浦江县志》。

徐彦纯（？—1384），字用诚。山阴（今浙江绍兴）人。明初医家，为朱丹溪弟子，精医术，尤长于本草，汇集金元著名医家如张洁古、李东垣、王海藏、朱丹溪、成无己等关于本草方面的论述和发挥，1384 年编成《本草发挥》一书，多为明初医生用药所参考。另有《医学折衷》一书，原本已佚，后经刘纯增续，改名为《玉机微义》。其事迹见乾隆《绍兴府志》。

第二章 楼塔故里

楼塔镇，位于杭州市萧山区南端，诸暨、富阳、萧山三地交界处，235 国道、19 省道、307 省道贯通东西，高速杭州绕城西线在境内设有互通，处于杭州 60 分钟经济圈辐射范围之内。截至目前，镇区域面积 47 平方公里，辖楼家塔村、楼英村、管村、雪环桥头村、雀山岭村、大黄岭村、岩山村、岩上村、萧南村、大同一村、大同二村、大同三村等 12 个行政村和仙岩社区。人口 2.7 万，耕地面积 12915 亩，山林面积 4.6 万亩，属半山区，自唐乾宁四年（897）建村，至今已有 1126 年历史。

图 2-1　楼塔古镇

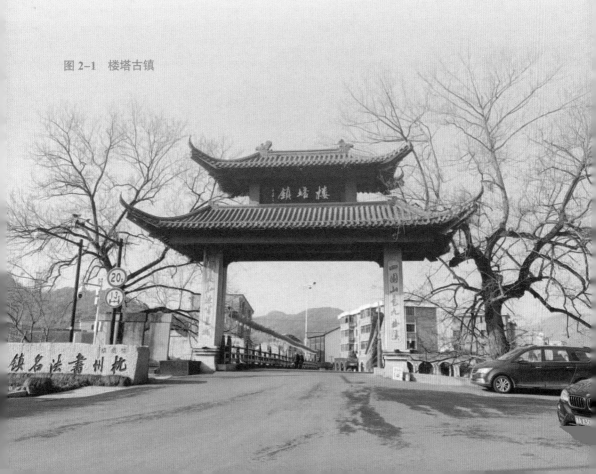

　　仙岩是楼塔最古老的地名。据《楼塔往事》记载，公元345年，东晋名士许询不愿在朝廷做官，来到镜台山（今百药山）隐居，后人传说许询羽化成仙，其修炼地的岩石称玄度岩，所居洞穴称仙人洞，楼塔古称仙岩由此得名。许询，字玄度，号征君，东晋高阳（今属河北）人，后居萧山，为萧山许姓人的始祖。许询为东晋初颇有名望的处士，有才藻，善属文，能清言。西晋灭亡后，随父亲南迁，定居山阴。公元317年，东晋王朝建立，许询的父亲被封会稽内史，许询也被封朝义郎。此时的许询不想为官，不愿受官场束缚，善赋诗，晋简文帝称"玄度五言诗，可谓妙绝时人"。许询与当时的谢安、谢玄、王羲之等人交往密切。后谢安、谢玄定居上虞，王羲之定居越州，《世说新语》记载"许玄度隐在永兴南幽穴中"，许询定居于当时湖泊密布，一片郁郁茂林的永兴（今浙江萧山）。许询故居包括县西九十里重兴寺（岩下寺）、百药山、仙人洞和玄度岩（都在今楼塔镇境内），是许询当年隐居、烧药炼丹、羽化成仙的所在。

一、百药山和重兴寺

百药山是萧山和富阳两地的界山。据清康熙《萧山县志》记载，百药山一名镜台山、白石山，有东晋许询修炼之所"玄度岩"，还有"仙人洞"，岩洞出云，花木皆香，可以疗疾，故称"百药山"。从楼塔镇方向远望山峰如笔架，又名"笔架山"；从大黄岭村水阁自然村方向望山峰有四尖，又名"四角尖"。

关于百药山的由来，有这样一个传说：相传，八仙之一吕洞宾背着药箱行医，来到百药山上，见有一条毒蛇在溪中戏水，并不时往水里喷射毒液。于是心想：人饮此水，必定中毒，我且守在此处救人。此时过来一个樵夫，正巧樵夫口渴了，就上去捧起水喝了几口，喝了以后感到肚子不适，就跑到一边拔了两个野大蒜头吃了下去。吕洞宾化作采药老人，前往询问樵夫是否有所不适。樵夫答道，刚才喝了溪水，不知为何肚痛至极，

图 2-2　百药山 / 楼塔镇人民政府供图

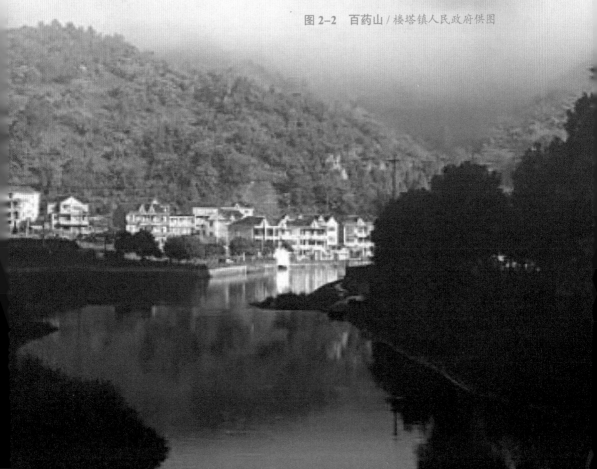

便拔了两个野大蒜头吃了，果然腹痛痊愈。于是樵夫健步如飞，挑着柴担继续赶路了。吕洞宾一听大受刺激，感到自己枉为仙人，自作多情欲救人性命，尽管手段通天，却还抵不过人间一个野大蒜头！吕洞宾因此觉得民间自有办法，自己的草药无甚用处，就把草药往山上一撒而去。后来，山上长出了很多草药，因此得名"百药山"。元至正年间（1341—1368）萧山儒学教谕赵子渐记录萧山土特产，就提到楼塔仙岩山一带盛产药材。

除此以外，还有很多故事和传说发生在这座山上。许询在百药山筑室而隐，因东晋时佛教盛行，许询又是虔诚的佛教徒，当他离开时，便舍宅为寺，初名岩下寺，于是在百药山的山腰上出现了一座寺院，响起了暮鼓晨钟。到唐朝中期，寺院因几经战乱天灾而破败。公元873年，百药山寺院得以重建，由灵悟禅师重新开山，并新取寺名为"重兴寺"，意为曾中废而复兴。到宋元之时，寺庙得到当地士人徐德荣捐助和元朝名僧释道澄的化缘，寺院兴旺发达，香火鼎盛，寺内和尚多达近百人，重兴寺成为名人雅士争相到访之地。南宋《嘉泰会稽志》云："重兴院在县西九十里，本晋许征君岩下寺，会昌废，咸通十四年重建，改赐今额。"释道澄在《绍兴路萧山县咸通重兴之院记》碑文中写道："重兴之院者，许征君故宅也，征君，讳询，字玄度，会稽太守旻之子。"明嘉靖《萧山县志》提到："曰重兴寺，在镜台山下，晋许询建，名岩下寺。唐会昌间毁，咸通十四年重建，改今额。"也有传说楼英在百药山采药，在重兴寺著述，完成了《医学纲目》一书。

公元345年，许询隐居仙岩，后羽化成仙，仙岩因而名扬四方。此地山幽涧碧，松竹修茂，风光旖旎，吸引了后世不少名人驻足。300多年后，公元674年，被誉为"初唐四杰"之一的大诗人王勃从巴蜀东游，次年春天到仙岩，凭吊许询故宅，在仙岩题诗"崔嵬怪石立溪滨，曾隐征君下钓纶；东有祠堂西有寺，清风岩下百花春"，以纪念许询和表达对萧山楼塔山水的咏叹，楼塔改仙岩。从诗文中可以想象当时的仙岩风物繁盛，景色旖旎，实乃民风淳朴、人杰地灵、文化底蕴深厚之地。

二、楼塔往事

许询羽化成仙五百余年后，公元 897 年，楼英的祖先楼晋（字彦孚）在这里发族，称仙岩楼氏。宗谱称《仙岩楼氏宗谱》，创修于南宋，统族修谱始于清康熙六十年（1721），2011 年第十四次续修。

楼塔镇群山环峙，地势险要，尤其以萧山与富阳交界的大黄岭，为浙东和浙西往来的咽喉要道。唐末藩镇割据，各地战乱纷起，杭州人董昌于黄巢起义时为保卫乡里，招募了一支地方乡兵，号称"杭州八都兵"，以自己为首领，以钱镠（吴越国开创者）为偏将。后来浙西王郢拥兵作乱，他奉命平叛，被朝廷授予石镜镇将。在平定王郢乱后，董昌势力渐盛，趁势袭占杭州。威令不行的唐廷无奈只得授予他为杭州刺史，钱镠出任都知兵马使。以钱塘江为界，江北为董昌、钱镠的天下，江南为刘汉宏的势力范围。徐鸿、楼晋为钱镠的手下，据《楼塔往事》记载，883 年，钱镠、楼晋等兵分两路，打败刘汉宏，最后一战在黄岭结束。钱镠任命徐鸿、楼晋为黄岭、岩下、贞女三镇的正副镇遏使，建立了自己的地方政权。这样的一段经历，为楼晋扎根楼塔创造了条件。

董昌表面上虽然尊奉朝命，实际上却野心勃勃。唐昭宗乾宁二年（895），董昌叛逆，不自量力的他不顾众人反对称帝，建立割据政权，定国号为"大越罗平"，并大置官署，铸造钱币、印信。唐昭宗不容董昌僭越，但由于朝廷无力制裁，乃诏令钱镠发兵讨伐，并许以官爵。为取代董昌在两浙的霸主地位，钱镠立刻率军进讨董昌，董见钱镠兵甲强盛，来势汹汹，内心十分忧惧。公元 896 年，钱镠平定了董昌叛逆，从杭州移驻越州，为镇海、镇东两军节度使，楼晋和徐鸿继续任镇遏使职，管辖黄岭、岩下、贞女三镇的军政。《仙岩楼氏宗谱》载："公（楼晋）与徐公并喜兹地山深水远，虽蓁莽之中而有郁葱之气，镇抚数载，由黄岭迁至本宅。"公元 883 年至 897 年，彦孚公家族在黄岭生活了 15 年。897 年，彦孚公带领全家老少迁至州口溪湾南岸营建宅第，定居发族，后逐渐形成村落，发展成集镇，称楼家塔，现简称楼塔。楼塔有一段重要的历史故事：钱镠行军至此，在仙岩逗留数日，为仙岩山水所陶醉。仙岩溪与苍山并行，蜿蜒三四十里，至岩下以下一个大回环，地域豁然开朗，山明水秀，肥土沃野，瞩目远方翠峰叠嶂，钱镠看中了这块土地，上有虎踞（仙岩山），下有龙盘（溪水环绕），是帝王将相企求的风水宝地，故欲置州于此。按当时的择址依据，为万代计，必须石坚而立，于是命人以斧试石，结果山石不够坚硬，就放弃了建州的念头。于是楼塔留下了一个古迹，即钱镠斧迹（俗称十八斧头），产生了一个地名州口，后人将山、溪、桥均以州口命名。

三、州口溪和洲口桥

公元 897 年，楼晋在州口溪的沙丘上发族聚居，繁衍生息，就以楼家塔名之，后简称楼塔。仙岩楼氏尊奉楼晋为一世祖。

楼氏二十八世祖楼峻描述楼塔曰："村居之地，山回水绕，西有镜台，东有道林，南则黄辅之岗，北则石牛之嶂。其绕村一水，源出富春，盈盈如带，冬夏不涸。溪畔有石，壁立千仞，奇葩异翠，芬香可爱，即许询栖迟之所，名为仙人石者是也。沿溪而下，有山曰州口山，相传武肃击斧处，岸接长桥，水光潋滟，游鳞杂还，渔人多托业焉。溪外有阁名文昌阁，近临深碧，高耸林表，晨钟一击，声彻数里，每当春朝秋夕，偶焉登览，可以挹诸景而畅襟怀也。"这里的"溪"，即楼塔的主要溪流，称州口溪，州口溪发源自富阳常绿镇石梯，在楼塔境内的这段又称为大溪，经过仙岩山后贯流楼塔古镇，并一路向东汇入浦阳江。那宽阔而清澈的溪水，使得溪流两岸的古镇具有特别的水灵情韵。但是，"易涨易退山溪水"，溪水涨落无常，道途时通时阻。涉涧过溪，千百年来一直困扰着楼塔居民，成为一大难题。

有溪就有桥，出入楼塔的门户称为洲口桥（原称州口桥），东西横跨州口溪，原为木桥，始建年代不详，屡建屡毁，屡毁屡建，老百姓出行深受影响。山洪暴发，或淫雨连日，汀步被淹，溪上的木桥就会被冲刷漂失，人们往往被水所困，或出不得门，或回不得家。洲口石桥始建于 1919 年，至 1928 年竣工，为五孔折边石梁桥，全长 48 米，宽 3.5 米，高 5.7 米。桥面石板平铺，长 44 米，两端各以 6 级石阶接路，各长 2 米。桥两

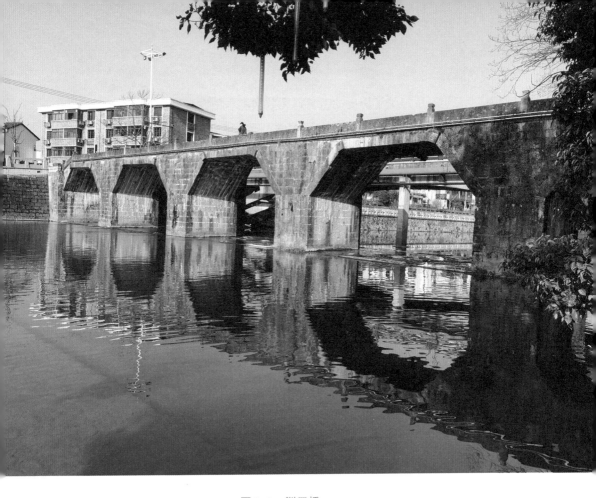

图 2-3　洲口桥

侧栏板各设 16 个束莲望柱和 4 个石狮望柱。桥 4 墩 5 孔，孔高 4.6 米，孔呈五边形，以并列分节法砌筑，墩设分水间以减小山洪对桥的冲力。洲口桥久经岁月风雨和战火的考验，仍幸存至今，现为杭州市级文物保护单位。

　　洲口桥位于楼塔镇东北入口处，肩负着楼塔南北连通、永续交往的重任，成为了诸暨、富阳、萧山地区的交通要道，使当地民众不再受交通束缚的困扰。抗日战争和解放战争时期，洲口桥作为重要的运输线，曾多次承载了人民军队通过。新中国成立后，楼塔镇的发展建设更是与洲口桥息息相关。1986 年，洲口石桥旁又建了宽阔的新桥，才替代了老桥的货物运载功能。

百年石桥经受了历史的考验，无数次洪水都没有将它冲毁，1928 年和 1956 年两次特大山洪，使整个楼塔成了水乡泽国，洲口桥却巍然不动。楼塔人对洲口石桥也有着特殊的情怀和敬仰，每逢大雨过后，洪水退去，村民们就会自觉下水去清理搁置在桥墩上的木头、草堆等杂物。每年都会有老人聚在洲口桥头，焚香拜祭，念经祈福。

四、仙岩八景

仙岩楼塔镇有碑文云："黛峰列峙碧溪争流，幽谷鸣泉松竹滴翠；蕴天地山川之灵秀，得仙岩八景之胜名。"楼塔山水之胜，吸引了历代雅士游逸其间，其中最富盛名之"仙岩八景"为楼氏二十八世祖楼峻所拟。

楼氏家族分上、中、下三祠。楼峻（1752—1806），字奕千，号晓亭，为上祠临升公房后裔，以教书为业，授课之余，凭自己深厚的文学功底和丰富的想象力，结合祖居之地的人文地理景貌，为家乡的山川日月、古迹仙踪拟定了八景之名，清嘉庆四年（1799），适《仙岩楼氏宗谱》大修，楼峻担任纂修主笔，根据仙岩自然景观及人文历史，拟就了仙岩八景，刻入宗谱，广为流传。并作了序文："仙岩者，因晋许询炼丹于岩石而得名也，犹邑之因萧然而名萧是已。余始祖为唐东越招讨使，平刘汉宏寇自富春至长山，遂卜居于此，迄今九百有余岁，族颇称盛矣。村居之地，山回水绕，西有镜台，东有道林，南则黄辅之岗，北则石牛之嶂。其绕村一水，源出富春，盈盈如带，冬夏不涸。溪畔有石，壁立千仞，奇葩异翠，芬香可爱，即许询栖迟之所，名为仙人石者是也。……因题八景，各成四韵，庶几居是地者，知前人卜吉之善也。所谓八景者何？曰镜台秋月，曰道林旭日，曰黄辅松涛，曰石牛雪嶂，曰奎阁晨钟，曰溪桥晚钓，曰钱镠斧迹，曰元度仙踪。"其中"镜台秋月"和"元度仙踪"这两景都与许询有关。2013 年《杭州市地名志》卷二载：清人楼峻《仙岩八咏》中的镜台秋月、黄辅松涛、奎阁晨钟、溪桥晚钓、钱镠斧迹、元度仙踪六景均在楼塔境内，遗迹尚存。另两景中石牛雪嶂在戴村镇云石，道林旭日在河上镇。下面分述仙岩八景，及楼峻的七言律诗。

（一）镜台秋月

　　三峰森列势崔嵬，宛是妆楼玉镜台；

　　五夜秋光清海峤，一轮皓月印山莱。

　　层峦岂为嫦娥耸，宾匣偏因羽客开；

　　俯仰却疑形影合，碧霄青嶂足徘徊。

　　这里的羽客指许询。"镜台山"的名称是晓亭先生写八景诗而取的，此山古名究山，究者，幽深也；一说山有九洞，合而为究，现镜台山在岩下村后。"镜台"意为观镜之台，镜喻中秋之月，实意"赏月山"。秋夜浩空之时，立此山上，见满月从对面山峰间冉冉升起。圆月如镜，似伸手可触，月光洒落仙岩溪上，碎成万点粼光，景象奇美，因此取为一景。

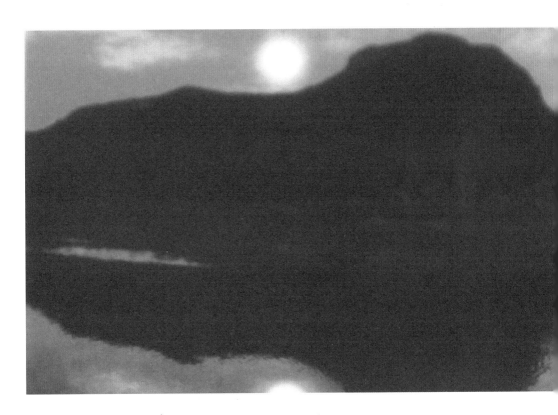

图2-4　仙岩八景之镜台秋月 / 楼塔历史文化研究会供图

（二）道林旭日

东有道林障碧天，残星落尽日升巅；
乌轮半吐千峰晓，红镜全开万户烟。
鸟宿松林迁别树，犊趋花径渡前川；
晨游自觉襟怀旷，长夏偷闲独占先。

道林旭日在河上镇。道林讲寺，即兜率禅寺，兜率禅寺所处的道林山位于萧山南部，为萧山、诸暨两地区的界山，紧邻富阳。据史料和地方志记载，兜率禅寺历史纵贯一千七百年，兜率禅寺的前身为"宝华院"，建于三国吴赤乌（238—251）年间，唐天佑元年（904），在"宝华院"基础上建"道林讲寺"，北宋大中祥符元年（1008），改赐"道林院"。僧离愚、镜愚创建"兜率禅寺"。相传当时寺内和尚甚多，山上树木葱郁，故名"道林山"。目前寺庙尚有历史遗存建筑及器物。

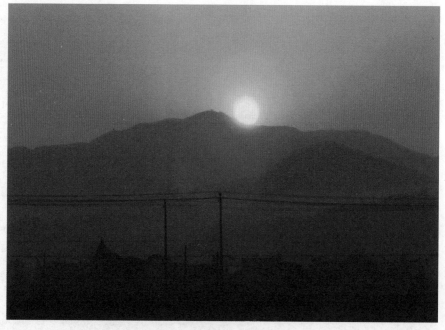

图2-5　仙岩八景之道林旭日 / 楼塔历史文化研究会供图

（三）黄辅松涛

昔传弘景爱松风，黄辅松风卷碧空；

不必曲江寻浪涌，却同浙水听奔洪。

清音细和云间雀，逸韵遥连爨下桐[①]；

最喜月明声息后，贞心依旧色青葱。

黄辅山、殿山，是紧挨楼塔村南边的山，合称黄辅殿山。此处满山密林，松杉参天。古时的农村，夜间寂静，稍有风吹，松涛阵阵，似浪奔，似潮涌。这是大自然中声音的景观，真可谓是听觉的享受。

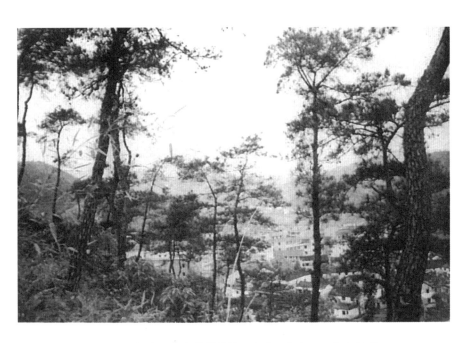

图 2-6 仙岩八景之黄辅松涛／楼塔历史文化研究会供图

---

① 爨（cuàn）下桐：灶下烧残的良木。吴地有个拿梧桐木烧火做饭的人，蔡邕听到梧桐木燃烧时的响声，知道是好木材，于是请求将它留下来制作成琴，果然发出了美妙的声音，而它的尾端仍有焦痕，所以当时的人称它为"焦尾琴"。

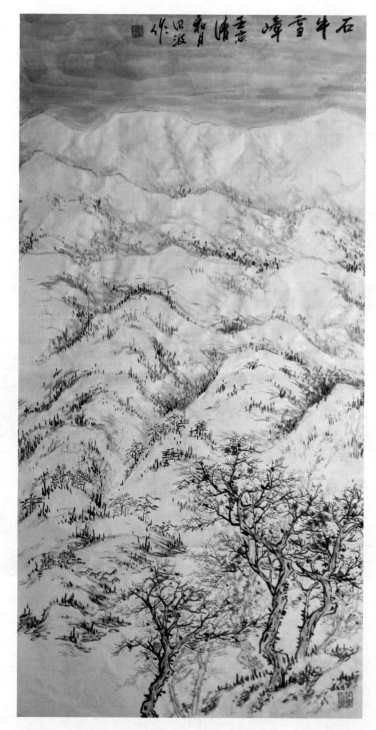

图 2-7　仙岩八景之石牛雪嶂　张治波画 / 楼塔历史文化研究会供图

（四）石牛雪嶂

飞霙[1]飘落满山稠，村北高峰号石牛；

素质无劳梅映洁，青毛不待月添幽。

千寻玉帐侵霄汉，十里银屏拥昼楼；

多少园林飘柳絮，诗情何必灞桥头。

石牛山在云石沈村，是萧山戴村与富阳渔山的交界山，该山右首略下垂，似俯首牛头，左首徒然下落，似悠然下垂的牛尾，故名石牛山。它的名字出于传说。有一年戴村大旱，眼看农田将颗粒无收，山中出来一头神牛为民解困，翻山越岗到富春江里汲水，日夜不息，最后累倒在山岗上，山岗上的怪石，相传为神牛所化，卧于山岗，并且肚底下有一股清泉流出，终年不断。此山在楼塔不可见，楼峻将此山列为一景，可能是因为石牛山与雪环大山同属一脉，而雪环大山难取两字之名，便以石牛代之。

（五）奎阁晨钟

天鸡啼罢曙光晴，何处霜钟达晓鸣；

采阁影分文武耀，蒲牢晨击重轻声。

云端催出千山日，客梦惊来万里程；

不似姑苏城外寺，江枫渔火月三更。

奎阁即文昌阁，原在洲口桥东100米，文昌阁建于明朝万历丙申，即公元1596年。文昌阁建在砌筑的7米高台之上，高台中间为东西向的石拱甬洞。甬洞长30米，宽高各5米，是东向出入楼塔的唯一通道，成为了浙东、浙西间的交通咽喉，过往者必穿行于此，此洞形似隧洞。阁建甬洞之上，凌然而起，循石级盘旋可登。一层塑关帝、十八罗汉。二层为经室、钟楼，曲廊回环，可凭栏远眺。三层为僧舍，和尚打坐参禅之处。雕梁画栋，广飞檐，大翘角，阁势巍峨。阁北一带修茂篁竹，接钱山之麓。

---

① 霙（yīng）：雪花。

文昌阁位于楼塔的出入大路，通衢要道，"上达温严，下临吴会，熙来熙往，无不由之"。楼允文（1689—1751），字公显，清康熙至乾隆年间人，"念行人之苦，无免载渴之嗟"，于乾隆八年（1743），傍"文昌阁"建亭数间，取名"甘饮亭"，为路人免费提供茶水和憩息之处。楼允文去世后，他的儿子楼日孝（1714—1776）传承衣钵，在乾隆二十九年（1764），对"甘饮亭"作了扩建。楼日孝的儿子楼曰箎，绳其祖武，继承祖业，直至清咸丰十一年（1861），"甘饮亭"被太平军烧毁。祖孙三代，奉献爱心，为路人免费提供茶水延续了100余年。

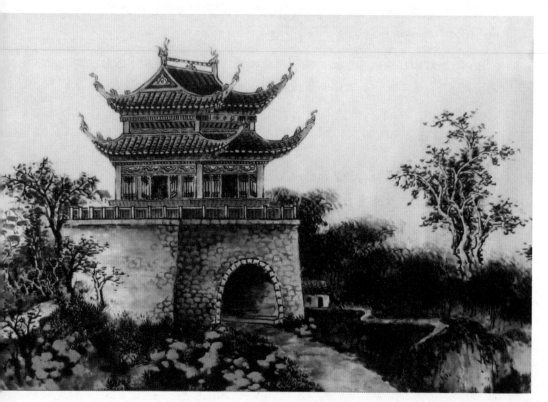

图2-8　仙岩八景之奎阁晨钟　楼汉鼎画 / 楼塔历史文化研究会供图

（六）溪桥晚钓

闲来携杖过山腰，几处垂纶傍石桥；

霞影易从空际领，溪光难向笔端描。

地非濠上情偏乐，人或严光迹亦超；

佳趣有谁堪共喻，晚风杨柳自逍遥。

仙岩溪水清澈，为山泉汇流而成。游鱼成群，长则盈尺，小则二三寸。村民食鱼，只是举手之劳，少年以一小竹竿，于溪中追逐，鱼躲藏于石底，手摸即取，成人捕鱼撒围网，收拢网围后，从网眼取鱼，妇女以蚕蛹作饵，以米筛作具，也能得鱼。用螺蛳肉钓蟹，半天可得一小桶。洲口桥溪边有人垂钓，非为食用，只为怡情而已。

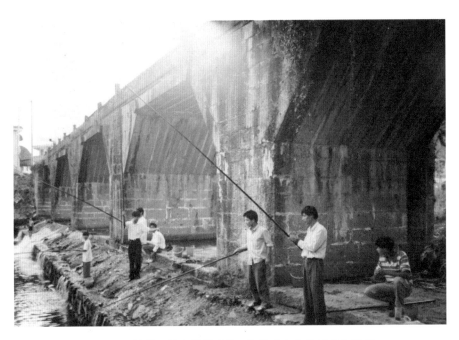

图 2-9　仙岩八景之溪桥晚钓 / 楼塔历史文化研究会供图

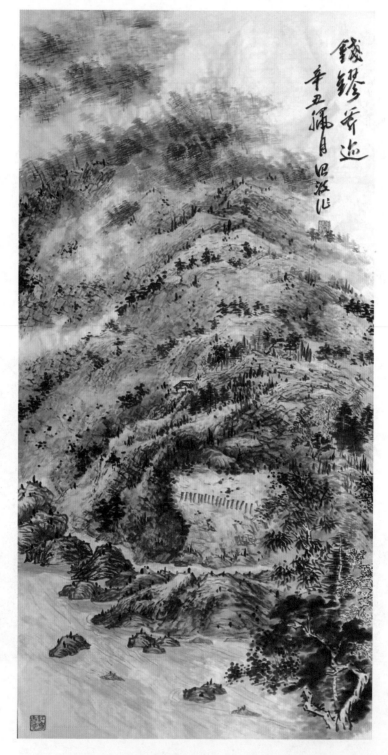

图 2-10　仙岩八景之钱镠斧迹　张治波画 / 楼塔历史文化研究会供图

（七）钱镠斧迹

武肃曾屯破贼兵，百年霸略震雄我；

石经斧劈痕犹在，州为石脆业未成。

涧水尚留戈甲气，松风犹闻马蹄声；

代远年湮人已邈，日落寒风谷口行。

公元883年，吴越王钱镠由杭州经富阳，徐鸿、楼晋自渔浦至仙岩，在岩山地区合击刘汉宏叛军，钱镠大胜，任命徐鸿、楼晋为黄岭、岩下、贞女三地镇遏使。钱镠因在仙岩山区盘桓多日，爱此地山川形胜，欲成大业后在此建立州府，故命人以斧劈石，以试山基之坚硬与否，因石脆乃止。

如今，虽然钱镠斧迹原迹已毁，但展示在人们眼前的仙岩山，不仅山体独特秀美，而且历史文化底蕴深厚，是一处不可多得的文化旅游资源。

（八）元度仙踪

征君羽化几千年，怪碧嵯峨立水边。

洞口桃花春尚醉，岩间月魄夜犹圆。

云迷古寺疑烧药，鹤立前溪似待仙。

丹灶虽非山色是，清风林下思悠然。

图 2-11　仙岩八景之元度仙踪 / 楼塔历史文化研究会供图

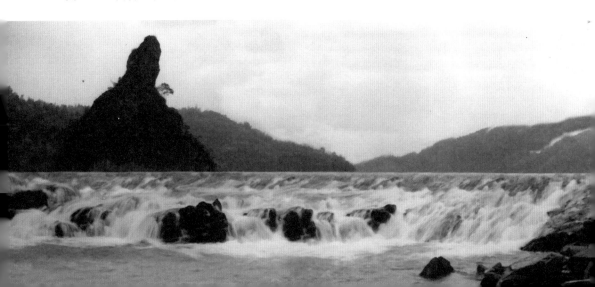

"元度"即为许询之字"玄度",因避康熙玄烨之"玄"字而改。此景指岩上溪中突兀而起之巨石,巨石耸起水面数丈,俨然一山,石上奇花异草,虬松盘结,四面环水,水不见底,潭深莫测,传说石下有洞,通东海龙宫,因此当地人称"龙尾巴"。又说黄巢扔剑于潭,天气好时,可见潭底剑光熠熠。

以上这仙岩八景将楼塔仙岩一带的人文自然景观作了高度的概括,并赋予其悠扬的诗意,晓亭先生的文稿一出即引起了轰动,四方文人名士纷纷前来应和,楼氏后人之中也不乏唱和佳作,如当年就有个叫楼泰钦的年轻人,是晓亭先生的族侄孙,颇有文才,对八景和诗八首,其中描写"元度仙踪"的诗中,"人非应石千秋著,石自因人万古传"一句堪称妙笔。道光十八年(1838)修谱之年,戊子科举人楼镜蓉也对八景诗作了应和,其中"仙人一去竟如何?客问仙岩几度过。欲访遗踪全杳渺,空余坐石独嵯峨"一阕,常被作为楼氏宗谱吟咏许询的经典,被很多文章所引用。这些唱和之作,充分展示了楼氏后人对许询清风朗月般品格的敬崇,及对世居仙岩胜地的自豪之情。

第三章　儒学传家

楼氏系大禹后裔，原姓姒（sì）。夏被商灭，禹的第十五世孙仲和、仲礼兄弟避难隐居会稽（今绍兴），改姒为娄。西周初，周武王在会稽访得大禹第三十六世孙娄云衢，赐"木"成"楼"，此楼氏得姓之始。唐中和元年（881），大禹第一百零二世孙，东楼公楼云衢第六十七世孙，义乌人楼晋（853—923），字彦孚，任镇遏副使，与兵部尚书镇遏使徐鸿同镇黄岭（今属楼塔镇）。楼晋以战功升兵部尚书、镇遏使，"喜兹地山深水远，虽蓁莽之中而有郁葱之气"，于唐乾宁四年（897）由黄岭迁至楼塔肇基开族，为仙岩楼氏始迁之祖。故《仙岩楼氏宗谱》载："楼氏祖籍乌伤（今义乌），先祖彦孚公楼晋，于唐末时随钱王钱镠为军官，与钱镠是莫逆交。"子孙随之移居萧山。

一、楼晋与楼氏家族

那么，楼晋为什么要迁至仙岩呢？原来他多次在仙岩一带活动，认为这里山环水绕，人居环境优越，便于乾宁四年由乌伤（今金华义乌）迁此肇基发族。自楼晋始至今已传四十世，现有楼氏子孙2万余人。据粗略统计，自南宋至清代，楼氏有举人4名，武举人2名，贡生7名；在清朝一代，有22人分别出任知县、县丞、典史、训导和参将、守备、巡检等文武官职。楼英出生时，楼氏家族处于鼎盛时期。楼氏族中以岐黄仁术济世者代有传人，如明代的楼淇霆、楼师儒，清朝的楼全、楼邦源、楼克明、楼岩等，不唯医名播于吴越间，且有著作问世。

楼英高祖父楼玑，生于宋淳熙二年（1175），卒于淳祐四年（1244），寿七十岁，字孟玉，其先婺之义乌人，排行第九，继配安氏，生男文隽。文隽，即楼英的曾祖父，字元英，生于宋嘉定十四年（1221），卒于元元贞元年（1295），享年七十五岁，行万十七，万十七即排行第十七，说明当时楼氏家族的庞大。

楼文隽三十五岁以后才得二子，其中之一即楼英祖父楼寿高，云齐公。《仙岩楼氏宗谱·卷一·文集·东楼宗谱列传》载《云齐公列传》云"父元英公，春秋三十五有女三而艰于允准嗣"，"谓岁有子且贵，是年果笃生公，天资挺出，目之所阅不忘诸心，笔之所撰不加其点"。楼英祖父楼寿高（1256—1319），行寿四，生五子，分别为长子楼齐贤（1281—1305），乡进士，仕教谕，年二十五岁，生二子；二子楼得贤（1285—1354），生四子；三子楼象贤（1292—？），生三子；四子楼与贤，生卒不详，生五子，长子出继；幼子楼友贤（1298—1359），生三子，分别为楼公奭、楼公奕、楼公爽。其中楼公爽，字全善，明翰林学士王景于楼全善安葬之年题《全善先生楼府君墓铭》曰"全善先生，姓楼氏，讳公爽"，亦即楼英，谱名公爽。

除了楼与贤长子出继给振一公为嗣，公字辈共十六人，所以仙岩楼氏十五世楼英，行十六，即家族里排行十六，这个时期的楼氏家族可谓人丁兴旺。楼岳中《楼塔往事》中考证楼英出生时，寿高公家族有70多人。仙岩楼氏从第八世开始分为西派和东派。西派建"气聚堂"，称上祠堂，尊浩泉公为祖；东派建"务本堂"，尊渊泉公为祖。"务本堂"至十四世，有兄弟五人，即齐贤、得贤、象贤、与贤、友贤，又分为两支立祠，即务本堂中祠和务本堂下祠。中祠尊十四世大一公齐贤为祖，下祠尊大八公友贤为祖，这兄弟俩是楼塔历史上的杰出人物。也就是楼塔"派分东西，祠立三鼎"说法的由来。

中祠堂，又称"东楼祠堂""务本堂"，位于杭州市萧山区楼塔镇楼英村，是杭州市文物保护单位。始建于明代中期，清康熙四十三年（1704）重建。因为楼晋系大禹一百零二世孙，东楼公楼云衢六十七世孙。千百年来，萧山仙岩楼氏延续着一种习俗，就是把姓氏"楼"和"东楼"融为一体，视"楼"作"东楼"。具体表现为：萧山仙岩楼氏宗祠的匾额，不写作"楼氏宗祠"，却写作"东楼宗祠"或"东楼家庙"，向世人昭示"楼氏就是东楼氏"。

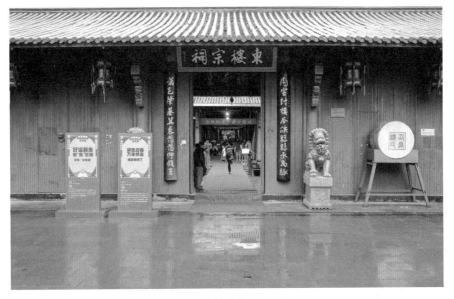

图 3-1　东楼宗祠之中祠堂

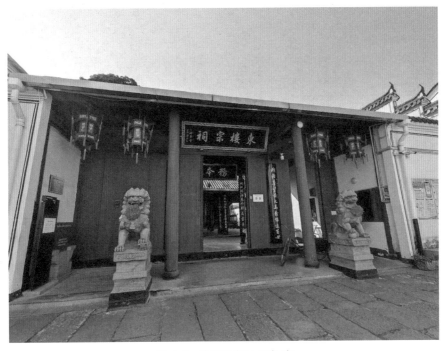

图 3-2　东楼宗祠之下祠堂

下祠堂始建于元末，早期称"下宅"，是东派家庙之一，供祭祀祖宗及安放先人牌位之用，至今有600多年历史。清初，下宅完全塌废，康熙九年（1670）重建，称"下祠堂"，后经多次修筑。

楼塔现存中、下两祠，2010年，经过精心修缮，重建前厅，使中祠堂形成了坐东朝西、前后三进的格局，面积达1097平方米。下祠656平方米，为"楼英纪念堂"所在祠堂。楼塔镇民居历久悠久，有数幢具500年以上历史者。

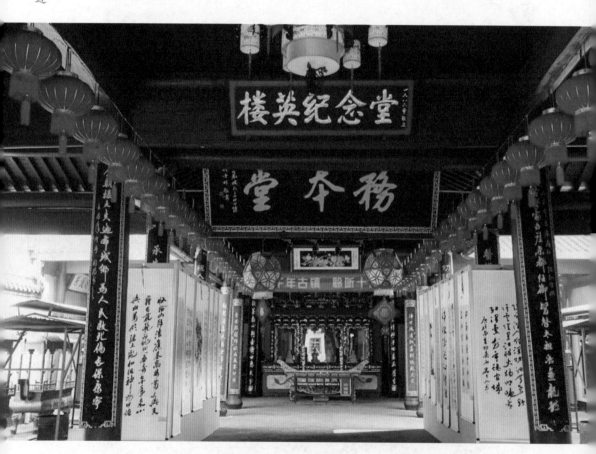

图3-3 下祠堂之楼英纪念堂

《仙岩楼氏宗谱》谱籍地楼塔镇楼家塔自然村等10余村，于清康熙六十年（1721）修谱，前六修为上、中、下三祠合谱。清道光十八年（1838）七修开始，上祠独自修谱，中、下两祠仍为合修。民国三十七年（1948）第十三次重修时，务本堂中、下两祠已有煌煌90卷宗谱。2011年第十四次重修时，上、中、下三祠再度合谱。

楼氏家族在楼塔已定居1126年，传至40代，楼姓人口已发展到2万有余，这是非常难能可贵的。楼岳中分析其原因，一方面由于起点较高，彦孚公楼晋经过深思熟虑择址，认为楼塔生态优越，资源丰富，适合生息；另一方面由于家族传承儒业，重视对子孙的教化，楼家具有深厚的文化底蕴和人文素质。

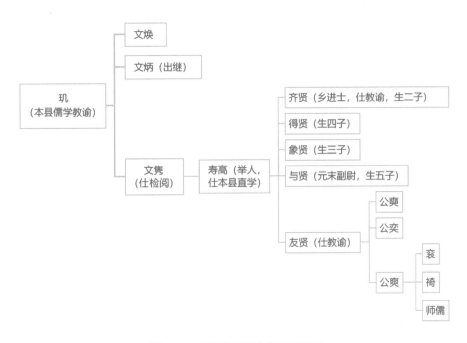

图 3-4　仙岩楼氏宗谱之下祠系图

从家境来看，楼氏本为名门望族，始从戎，后习儒，元代为儒户，复而由儒习医。楼氏的祖先一直恪守儒家传统，重视对儿孙的教育培养，"设义仓、立义学、延名师、奖才俊"被列为各祠堂管理的第一职责，正所谓"读书好礼，延师教子"。

楼英的高祖父楼玑登上了南宋绍熙二年（1191）的进士榜，仕萧山本县儒学教谕，又配南宋孝宗皇后的侄女为妻，成为皇亲国戚。楼英的曾祖父楼文隽授登仕郎行在院检阅，称检阅公。

二、楼寿高与排翠楼

楼英的祖父楼寿高（1256—1319），一生历宋、元两朝，为元代进士，好读书，通过乡试而中举人，以书经登第，仕本县直学，通经史医卜之学，曾授萧山儒学教谕。《仙岩楼氏宗谱》载楼寿高"天资挺出，目之所阅不忘，笔之所撰不加其点，元世祖至元己卯科，年二十四，以尚书艺捷浙闱，如公学业魁元天下，勒名元廷，犹如拾芥。特慨先人世受宋恩，不旦争分闰位，甫掇科名，终成灰冷，且长子聪哲不世出，有器可以待时，专以读书、谈道、奉亲、课儿为乐，潜隐不仕，而家资累万"。据《楼塔往事》载，寿高公赴绍兴路书经试，春选黄茂孙榜，秋选董元吉榜，两中科目，授萧山儒学直学。寿高公显露才华，却不想做官，称读书是为了明道达行。于是寿高公隐居楼塔，但四方人士都称他为"直学公"。他专门筑一幢楼房，为子孙们读书的场所，取名"排翠楼"。他把当时有名的浙东名儒胡思梅、张平溪、陆茂陵等延聘至家，其中胡思梅是绍兴路名望极高的大儒，寿高公待以上宾之礼，使其课授儿孙，因此四方少年才俊，纷纷慕名前来求学。楼塔经过几代人的熏陶，人才辈出，仙岩的书香气氛越来越浓，绵延不绝。

曾在排翠楼进学过的儒生中，最有名的四位是杨维桢、胡允文、郭思道及寿高公的幼子友贤（1298—1359），被当时人称为"浙东四俊"。其中杨维桢、胡允文二人同登元泰定四年丁卯（1327）科进士，郭思道登元至顺元年庚午（1330）科进士。排翠楼因此声名大振，被改称为"状元楼"，使楼塔的知名度亦大增。尤其是后来名震朝野的杨维桢最为有名，是元代著名的书画家、文学家、诗人、戏曲家，在寿高公去世后仍多次造访楼塔，每次来都逗留很多日子，在楼塔留下了大量诗文，寿高公的墓志铭就是他写的。

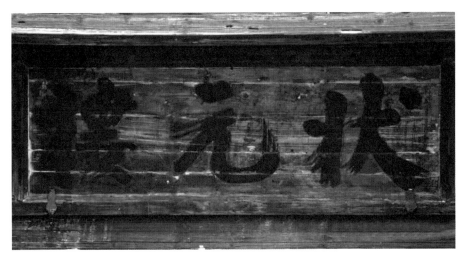

图 3-5　状元楼

楼英出生时，祖父楼寿高虽已过世，但楼寿高的性格对他的五个儿子，特别是楼友贤影响至深，《楼塔往事》中提到楼氏分家后，排翠楼也分到楼友贤名下，后来成为楼英研读、著书、接诊、制药、会客、授徒的场所，排翠楼保存着几代人收藏的大量古籍经典，特别是医学典籍为多，从楼英的高祖父孟玉公开始到父亲友贤公无不对医学有兴趣、有研究。

排翠楼建成近一个世纪后，明洪武三十年（1397）三月，楼英又重新装修了这座书楼，认为此楼是"吾之居楼焉，考方册于斯，治药石于斯，以奉吾兄，以飨吾宗，以会吾友，以训吾子，终吾天年而已尔"，想请名人给书楼重新取个名字。于是楼英命儿子楼师儒到诸暨拜访自己的好友，著名文学家、书法家申屠澄，让他为这座楼取名并撰文。申屠澄认为以"排翠"为名太轻艳，以"状元"为名是歌颂别人，都不太妥当，故改名为"清燕楼"，其《清燕楼记》载："天得乎一而清气生焉，山水得乎天而清辉生焉，人得乎天、得乎山水而清明生焉，人之清明而承传久远者，必有祖德焉，必有世泽焉，岂徒然哉？"为清燕楼的定位做了阐释。又载"萧山县西南行八十里，地与富阳龙门接壤，是曰仙岩，石峰供抱，溪流泓渟，土厚而腴，民风淳美。唐吴越镇遏副使楼氏之子孙世居之，其人率皆魁于端朴，业儒有闻，越四百年族姓日著"，"全善父力慕古学，行古礼，著家乘传于世，研究《素问》《难经》之旨，孜孜以活人为务，绝口不谈声利事，有志于道者也。家旧有楼，尝命之曰排翠矣，复因我邑胡先生一中馆斯楼而登第，易之曰状元矣"，提出取名的缘由为"排翠者，人所饫闻也，状元者，为人而不为己也"，故而改名为"清燕楼"。其主题是"览其清辉，令其欢燕"，意思是青山绿水，环境优美，居楼人如燕子般勤奋、融洽。由于古代"燕"通"宴"，固有清欢之宴的意思。

另外，楼英在排翠楼的书斋名为"真实心地"，次年，楼英又将"真实心地"改为"全斋"，请黄邻写了《全斋记》，申屠澄写了《全箴》，论述"全"的含义，故后人将"全斋"作为楼英的号。

三、浙东四俊与友贤

《仙岩楼氏宗谱·处士友贤公传》记载楼友贤美髯长身，仪表非凡，与里人胡允文、杨维祯、郭思道同学于乡先生胡思梅门下，人称"浙东四俊"。胡允文、杨维祯二先生登丁卯进士，郭思道继登庚午科进士。惟楼友贤不得志，遂隐居教授，曾授富阳校官。后因杨维祯任天台县尹，黜降杂流，胡允文旋以邵武录事落职，郭思道溺死，楼友贤再无复仕进意，益穷《春秋》《易》二经，与金华黄晋卿（黄溍）、柳公道（柳贯）、朱丹溪等交往密切，切磋经史、医学。楼友贤一直以许询为榜样，终身不仕，晚年更自号"仙岩耕云叟"，可见对许询的忠实追随。1351年，吴淞有位巨富朱君玉氏重金聘楼友贤为教授，楼友贤隐居在吴淞整整九年，直到1359年因病去世，客死他乡。正如《仙岩楼氏宗谱·处士友贤公传》所言，楼友贤"处心慈良乐施，与喜交游，好积阴功，家虽穷，未尝一毫妄取于人"。这样慈良乐施、好积阴功的性格品质，也影响了楼英的性格。楼英应是在父亲的耳濡目染之下，选择了自己的志向。

《仙岩楼氏宗谱·全善先生楼府君墓铭》描述了楼英的性格品质，"先生儒学子，少嗜书尚志，揭其室曰真实心地，于道早有所闻，专尚力行于经史、天文、地理，无所不习，而尤邃于医，唯不好佛老书。母曰赵氏，宋室赵缁恭宪王五世孙女也。严于训饬，虽祁寒暑雨不废，先生颖悟出于天性，自幼以孝谨闻。元季兵乱负母逃难，居丧哀毁骨立"。还收录了两则故事，一则是"尝夜行道遇一女，子询所从来，不答，颇有姿色，惧为人所掠，命婢守之达曙，人不称乱"。一则是"又遇一酒佣，扶二病叟出，祈活甚恳，佣不许，先生曰：姑缓之，万一不讳，吾为直之，即出，药疗之，逾月而愈，感泣而去"。《宗谱》记录"其治家之法，一遵朱子家礼，每月朔宗族庙谒，听训戒，理祭田，造祭器，谨丧事，规模粲然可观"。可见楼氏家族家风淳朴，尊崇程朱理学，推崇《朱子家训》，楼英宅心仁厚，品德高尚。

《全善先生楼府君墓铭》两次提到楼英被太祖皇帝和皇后召见治疾："邀游金陵，明太祖高皇帝闻名召见，调治俱合上意，命官医院，固辞还……""隐仙岩洞，勘李东垣、朱丹溪不传之秘。其自得之功，殆过于古之以医名家者，声誉播于江湖，闻于朝署，朝廷将遂用之，以老得赐归。未几，临淮丞孟恪，以名医举天官司，以前例沮，奋然曰：吾之医得于天授，将以济吾欲，乃今不俾于行，是违于天也。又曰世人得一秘方，往往靳而不以示人，盖欲为子孙计也。吾今反之，将以惠天下，非求阴骘也。"

从这段话来看，楼英作为一代儒医，有着高于一般医生的思想境界。以前的医生，往往将秘方珍藏起来，只传给自己的子孙。尤其上面所提到的，元明时期，政府实行医户制度，医生的儿子多数继承医业，一般医生不愿意让人知道家传绝技。楼英却要打破这种习俗，将医学知识公开。这样做只是为了造福天下民众，这种"惠天下"的思想，在当时是极其先进的。

综上所述，从目前我们收集的资料来看，楼英的性格受其家传的儒学门风影响颇深，特别是其父亲楼友贤，因楼友贤在仕途上屡试不中，加上同门三位好友仕途坎坷，命运多舛，使楼友贤看破荣华富贵，淡泊名利，"不为良相，则为良医"，楼友贤这样兼济天下的情怀自然影响了楼英的价值取向。

楼氏诗书传家，崇教重读，历代长于诗文的"笔杆子"俯拾皆是，出手皆成佳作，文名甲于一方。楼齐贤（1281—1305），字思可，少年"诗文冠浙东"，元大德七年（1303）23岁时，应邀为萧山县衙新筑"惠爱堂"作《惠爱堂记》和《惠爱堂铭》，载于乾隆《萧山县志》。第十六世楼维观

（1355—1426），字尚孚，明永乐十六年（1418）受萧山知县张崇之邀，与戴汝东等纂修《萧山县志》。永乐二十年，吏部尚书魏骥举荐其纂修《绍兴府志》。第三十世楼森（1772—1851），笔名元模、仙圃，国学生，嘉庆二十四年（1819）撰《仙岩四时景诗》，其小叙颇得明人笔记之风。以及前述第二十八世楼峻（1752—1807），字奕千，号晓亭，塾师，有感于祖居之地人文胜景，拟定仙岩八景之名：镜台秋月、道林旭日、黄辅松涛、石牛雪嶂、奎阁晨钟、溪桥晚钓、钱镠斧迹、元度仙踪。每景题七律一首。此后数十年间，楼氏族裔两和其诗。三组《仙岩八景诗》诗意昂然，各有千秋，如今已成为萧山宝贵的人文旅游资源，而楼氏裔孙之长于诗文亦可见一斑。

第四章　成才之路

一、医学渊源

（一）金元时期的医学创新

金元时期是传统医学发展的高峰期，两宋政府大力推动医学事业和文化事业的繁荣发展，使儒士对医学的兴趣与日俱增，儒学理学化为传统医学领域输送了新鲜的哲学养分，医家们开始运用更为精准和形象的语言对医学理论进行分析与总结。谢观在《中国医学源流论》中言："唐以前之医家，所重者术而已，虽亦言理，理实非其所重也。宋以后之医家，乃以为术不可恃，而必推求其理，此自宋以后医家之常。"至金元时期，世道纷乱，政局动荡，儒生地位的下降和医者地位的抬升，使儒生转行为医的现象更为普遍。各族文化的交流与碰撞也促使传统医学的发展进入了一个全新的阶段。楼英在《医学纲目》中就大量引用了金元时期医家的论述。

对后世产生了重要影响的金元时期医学传承主要分为两支，一支为刘完素的河间学派，一支为张元素的易水学派。

河间学派创始人刘完素（1120—1200），字守真，大约生活在北宋末年至金朝建立初期，他居住在河间地区，人称"刘河间"。刘完素承北宋运气学说之兴，且对此颇有研究。在精研《内经》与《伤寒论》的基础上对《素问·至真要大论篇》的病机十九条进行了创新性阐释，提出"六气皆从火化""五志过极皆为热甚"等观点，并创造了诸如凉膈散、防风通圣散、天水散、双解散等传世名方，总结了治疗热性病的完整理论，为温病学的发展打下了基础，他的著作主要有《黄帝素问宣明方论》《素问玄机原病式》《伤寒直格》等，因刘完素用药主张寒凉攻邪，故世称其为"寒凉派"，刘完素也被称为"金元四大家"之首。刘完素弟子众多，如荆山浮屠、葛雍、穆子昭、马宗素等，私淑者如张从正、程辉、刘吉甫等，他们继承了刘完素的学术观点，并在医学活动中将其发扬光大。

张从正（1159—1228），为刘完素私淑弟子中的佼佼者，字子和，号戴人，睢州考城县郜城（今河南民权）人。张氏在其《儒门事亲》中对刘完素推崇备至，言其"千古之下得仲景之旨者，刘河间一人而已"，故《金史》言张氏"贯穿《素》《难》之学，其法宗刘守真，用药多寒凉，然其疾救死多取效"。张从正在刘完素的"火热论"基础上，将火邪泛化为实邪，提倡运用汗、吐、下三法以攻邪，并扩大了三法的运用范围，丰富了传统医学的治法理论，因其旨在于攻，故后世称之为"攻下派"，代表作为《儒门事亲》。

在当时的北方地区还活跃着易水学派，其创始人为张元素，生卒年不详，字洁古，易州（今河北易县）人，幼习举子业，因犯"庙讳"而落榜，故放弃仕途转而为医，其代表作有《医学启源》《脏腑标本寒热虚实用药式》《珍珠囊》等。张元素主要以《内经》的藏象理论为基础，结合临床经验对脏腑辨证理论进行了总结。张氏以寒热虚实为纲，对每一脏腑的生理、病理、演变、治疗、预后等都进行了详细阐述，建立了相对严密的脏腑辨证体系。张氏对本草理论的发展也有巨大贡献，他强调药物的四气五味与升降沉浮，重视药物归经，用传统语言阐释了药物作用原理，推动了本草理论的发展，并拟定了"风、湿、暑、燥、寒"五种制方原则。张元素弟子众多，其中最著名的为李杲与王好古。

李杲（1180—1251），字明之，真定（今河北正定）人，因真定汉初被称为东垣国，故李杲晚年自号东垣老人，人称"李东垣"。李氏因母亲被庸医误治去世而立志学医，同在北方的张元素当时已医名大振，李杲捐千金拜其为师，尽得其学，著述甚丰，主要有《内外伤辨惑论》《脾胃论》《兰室秘藏》等。李杲在张元素注重脏腑辨证的基础上更为强调脾胃的地位与作用，认为脾胃是人体气机升降的枢纽，脾胃的升降失常为内伤病的主要病机之一，即"脾胃内伤，百病由生"，故在治疗上尤为注重补益脾胃，被后人称之为"补土派"，对后世医学影响深远。

王好古，字进之，号海藏，赵州（今河北赵县）人，约生活于公元

1200—1264 年，王好古早年博通经史，以进士官本州教授兼提举管内医学，先从张元素学医，后复从学于李杲，深得其学。王好古有感于"伤寒古今为一大病，阴证一节，害人尤速""阳证则易辨而易治，阴证则难辨而难治"，因此在张元素重视脏腑辨证与李杲强调补益脾胃的基础上，王氏对阴证的病因病机和诊断治疗等方面进行了较为全面的论述，他对张元素、李杲的药物理论也进行了阐发，代表作主要有《阴证略例》《医垒元戎》《此事难知》《汤液本草》等。

罗天益（1220—1290），为李杲门人，字谦甫，真定（今河北正定）人，元太医，曾随元军南下征战。罗氏深入探讨了李杲的脾胃学说，将脾胃内伤之因进一步细节化，如将饮食所伤分作食伤与饮伤，将劳倦所伤分作虚中有寒和虚中有热等，重视三焦分治，指出"《内经》曰：肝生于左，肺藏于右，心位在上，肾处在下，左右上下，四脏居焉。脾者，土也，应中为中央，处四脏之中州，治中焦，生育营卫，通行津液，一有不调，则营卫失所育，津液失所行"。罗氏继承了易水学派重视脏腑辨证、以脾胃为枢纽、灵活运用药性药理的特色，是该学派承前启后的一位重要医家，撰有《卫生宝鉴》，对后世医学发展产生了较大影响。明代以张景岳、孙一奎、赵献可等为主的温补学派即承易水之余绪，倡温养补虚之法。

刘完素的门人荆山浮屠将其学传与罗知悌，罗知悌为钱塘（今浙江杭州）人，是宋末元初的著名医家，约生活于南宋嘉熙至元代泰定年间（约公元 1238—1327 年），南宋末入宫为寺人，宋亡后闭门绝客，专研医术。罗氏学宗刘完素，旁通张从正与李东垣之说，北方的河间与易水之学主要经由罗知悌传至江南，在学术上可谓集金元时期南北医家之大成，后收朱丹溪为徒。罗知悌乐于济世，藏书甚多，朱氏拜于其门下，因而得见刘完素、张子和、李杲、王好古等医家之书。

朱丹溪（1282—1358），名震亨，字彦修，婺州义乌（今浙江金华义乌）人，因其居住之地有一条小溪名"丹溪"，故人称"丹溪先生"或"丹溪翁"。朱丹溪早年习儒，求学于朱熹四传弟子许谦门下，奠定了坚实的理学基础，后由于自身对医学的兴趣与母亲和许公的病痛转而致力于医学。后至武林（今浙江杭州）拜罗知悌为师。罗氏用药灵活，以《素问》

《难经》为本，不拘泥于一家之言。他的教导使朱丹溪医术大增，尽得诸家之妙。此时的江南医家仍多以《太平惠民和剂局方》为临床指南，用药多温燥，常常无法获得理想的疗效。朱氏将儒家格物致知的精神运用到医学理论的钻研中，基于多年临床经验与扎实的理学功底，创立了"阳常有余，阴常不足"和"相火论"等新理论，认为"人身诸病多生于郁"，提出了气郁、血郁、湿郁、痰郁、火郁、食郁等六郁辨证框架，以越鞠丸通治之。朱氏门人众多，如赵道震、赵良本、赵良仁、戴士垚（即戴士尧）、戴思恭、戴思温、戴思乐等，私淑弟子更是遍布全国，因丹溪之学与理学关系密切，其在日本与韩国也备受推崇。

楼英即为"私淑丹溪之学者"，楼英之父楼友贤晚年精研医学，常去义乌与朱氏讲论医理，丹溪的弟子戴士垚和戴思恭父子与楼氏父子有姻亲之好，双方交流密切，楼英在其父楼友贤与其表兄戴思恭的影响之下对医学产生了浓厚兴趣，他博采众长，上至《内经》《难经》之理，下至金元诸家之论，凡有可取者皆用之，又创立了医书编撰的纲目体，以脏腑为纲，病证为目，条分缕析，体用并重。

（二）楼氏家族的尚医传统

祖上显赫的家境和良好的家风，使得楼英在学习上有得天独厚的优势。楼英能得到丰富的医学著作，在年轻时即显露医学才华。前文提到，楼氏分家后，排翠楼也被分到楼友贤名下，后来成为楼英研读、著书、接诊、制药、会客、授徒的场所，排翠楼保存着几代人收藏的大量古籍经典，特别是医学书籍，从孟玉公开始到友贤公无不对医学有兴趣、有研究。前面提及楼友贤与金华黄晋卿、柳公道、朱丹溪等交往密切，经常切磋经史、医学。

楼英家族里有一些叔伯兄弟，如堂兄公明，比楼英年长20岁，是楼得贤的长子，"精通医术，推明珞琭之学"。堂兄公锡，比楼英年长13岁，是楼象贤的次子，"明参同契旨，习杨曾之学，大夫争礼迎之"，楼英的大哥楼公奭长楼英10岁，"明周易学，精赤松子术"，虽然几位学医掺杂了玄虚之术，但也可以说明楼氏家族推崇医学，有良好的家族渊源。

楼英初年习举子业，7岁开始读《周易》，12岁开始研读《内经》，于易道阴阳钻研尤深，精明文词并辩论多方，虽然楼友贤并不希望楼英从医，但楼英因为耳濡目染，传统医学的种子从小就种下了，"贫欲资身莫如为师，贱欲救世莫如行医"，故潜心于岐黄之术，未几，行而辄效，效而若神。20 岁开始正式行医，接诊病患，声名远播，楼英每病必录，参考各种医书，积累了大量医案，为以后的著书立说打下了基础。

（三）朱丹溪的医学影响

金元朝统治者多未以正统思想干涉学术研究，所以学术环境比较宽松，在浙江地区，朱丹溪和戴原礼都是赫赫有名的医家。朱丹溪更是浙派中医之首，生于元至元十八年（1282）十一月，卒于元至正十八年（1358）六月，寿七十七岁。楼英出生于 1332 年，年轻时正处于金元时期学术创新思潮的高峰时代。从年龄上，楼英的父亲楼友贤（1298—1359）比朱丹溪年少 17 岁。但是朱丹溪与楼友贤的关系却非同一般，算是莫逆之交。《楼塔往事》载：楼友贤与戴士垚是连襟。戴士垚是朱丹溪的入室弟子，因为戴氏家族的关系，楼友贤与朱丹溪交往亲密。朱丹溪曾撰写《柬信斋教谕》诗云："一卧丹溪相见稀，小园日日掩柴扉。学农未便妨书课，观物时常识佛机。帘卷午风花力懒，畦经新雨药苗肥。晚来不惜尘双屐，扫摄殷勤话夕晖。"楼友贤也有赠朱丹溪的诗篇，如《仙岩楼氏宗谱》载有友贤诗《次韵朱彦修先生》，诗云："国启文明运，金华士薮林。东南钟地气，人物应天心。《丛说》人宗许，虹文世诵金。发挥北山髓，《通释》勉斋襟。朝命成祠象，门徒得册琴。泰颓虽慨孔，商坠幸詹参。绪喜宗工继，心知道德斟。理明苏晦魄，欲净泮疑阴。先物蓍龟智，多仪具象琛。一肩明月麓，双眼碧云岑。函丈环林列，趋庭玉笋森。《素》《灵》经已贯，《格致》论殊深。睟盎能充体，沧浪未濯缨。疗从标本问，证免札瘥侵。欲剃难图蔓，宁从诡遇禽。豹藏文烨烨，蠖屈思沉沉。毫发窥微显，渊源究古今。丹溪一区筑，元义五经寻。吾亦躬庞拜，君毋鄙写吟。寸莛还小扣，末石定鸿音。"对朱丹溪的人品及其医学成就赞赏有加，更主要的是楼友贤和朱丹溪在医药学方面经常交流，这对楼英的医术也很有影响。

《仙岩楼氏宗谱·全善公列传》中未提及朱丹溪和戴原礼。《宗望公列传》中提到"楼英之学得于朱丹溪友益为多",但没有楼英师从朱丹溪的记载,另外我们以往研究《赤岸朱氏宗谱》,也未发现有楼英的记载,从年龄上看,楼英于1332年出生,楼英成年时,朱丹溪已有70岁高龄,但无论从年龄还是地域来说,如果楼英要拜朱丹溪为师,成为像戴原礼一样的嫡传弟子,是非常方便的,种种证据表明,朱丹溪与楼英之间没有实质上的师徒关系,楼英只能算是私淑朱丹溪。

不过楼英在《医学纲目》中引用朱丹溪的学术观点和临床经验最多,全书引用朱丹溪的论述达843处,涉及书目包括《格致余论》《局方发挥》《外科精要发挥》等,而且除了传世的《格致余论》《局方发挥》外,还有大量朱丹溪的临证方药内容,可以说明楼英在编写《医学纲目》时,参考的书目不止《格致余论》《局方发挥》《外科精要发挥》三种,一方面说明朱丹溪对楼英的影响,另一方面也为我们研究丹溪的著作提供了重要的线索,值得后续深入研究,特别是现已散佚的《外科精要发挥》一书借此书有所保存。可见《医学纲目》对传承朱丹溪的外科临床经验做出了重要贡献。

朱丹溪在长期的临床实践中,创制了不少经典名方,诸如大补阴丸、越鞠丸、左金丸、六郁汤、二妙散、上中下痛风方、虎潜丸等,楼氏将其名方组成、主治、功用等辑入有关病证。如《医学纲目·卷之十二·诸痹》治筋骨疼痛因湿热者录入二妙散;《医学纲目·卷之五·阴阳脏腑部》治肝火录入左金丸;《医学纲目·卷之十七·心小肠部·诸痿》称虎潜丸治痿厥如神;等等。从而有力地传承和宣扬了丹溪名方。楼英应用丹溪之方,贵在临证化裁。如《医学纲目·卷之二十八·肾膀胱部·厥》载:"尝治一老人痿厥,累用虎潜丸不愈,后于虎潜丸加附子,立愈如神,盖附反佐之功也。"可见楼英处方用药,师古而不泥古,能自出机杼,确是一位善继承者也。

朱丹溪曾留下众多医案,可惜丹溪本人未见医案专著传世。作为丹溪私淑弟子的楼英,在其巨著《医学纲目》中收录丹溪医案140余则,极大地补充和保存了丹溪医案,从而为后人编写丹溪医案专著提供了大量资料,弥足珍贵。

（四）戴原礼的医学影响

戴思恭，字原礼，以字行世，号肃斋，浙江浦江县马剑（今属诸暨市）人，生于元泰定元年（1324），卒于明永乐三年（1405），是元末明初著名医学家。

戴原礼幼年习儒，尤嗜读医书。在元正二年（1342）戴原礼随父戴士垚至义乌，从学于朱丹溪，戴原礼往返于浦江和义乌之间十余年，丹溪见其颖悟倍常，器重其才，尽以医术授之。当时丹溪弟子众多，惟戴原礼能独得其秘，后世称之为"震亨高弟"。戴原礼既得其传，医术日精，享誉江浙一带。洪武七年（1374），"有知公者荐于朝"。戴思恭被招贤入京后，曾先后为燕王朱棣、晋王府亲王朱棡、懿文太子朱标诊疗；洪武十九年（1386），太祖患疾，诏戴思恭诊治而愈，故选拔良子袁宝、王彬从其学，尽得其传。明洪武二十五年（1392），69 岁的戴原礼入朝为御医（三朝御医）。明洪武三十一年（1398）夏，明太祖朱元璋卒，太孙建文帝朱允炆即位后"擢思恭为太医院院使"；同年，燕王朱棣因旧疾屡发，致书戴思恭，戴思恭为其用心调治。同年戴思恭荐蒋用文入太医院为御医。建文元年（1399）戴思恭任院使，订正古今三百余方作为太医院用方。《太宗实录》卷二十一载："永乐元年六月乙丑，升前燕府良医陈克恭、王彬、袁宝为太医院判。"永乐二年（1404）戴思恭"三月致仕，驰驿而还"。永乐三年（1405），袁宝奉成祖之命，以安车迎戴思恭入京。同年辞归故里，逾月而卒，终年 82 岁。

前面提到楼英与朱丹溪没有实质上的师徒关系，那么楼英与戴原礼呢？

《仙岩楼氏宗谱》与戴原礼有关的记录共 3 条。其中记载楼英对其幼子楼宗望说："浦阳戴公原礼，吾友也，今为太医院使，受学丹溪朱公彦修，吾私淑丹溪之学者也，其道同。"并建议楼宗望去拜访戴原礼，可见楼英与戴原礼的关系之亲密。1935 年《萧山县志稿·卷三十一·人物·方技》评："楼英，凤出儒家，长医、易，洞阴阳消息之宜。知元室将乱，不求仕进。平居寻绎《内经》及诸方药，妙究其蕴，医大有名。又与金华戴思恭原礼友善，戴得名医朱丹溪之传，英与讲论忻合无间，名益著闻。

洪武中，临淮丞孟恪荐之，太祖召见，以老赐归。"我们认为戴原礼与楼英没有师徒关系，但是有姻亲关系，楼英的医学成就也是深受戴原礼的影响。

周明道先生在其《楼英研究》专著中梳理了楼英年谱，论及戴原礼的有：元至正四年（1344），秋，（楼英）母病，戴原礼奉父命，三个月内三次往返浦江、仙岩诊治，楼英母亲得痊愈。戴原礼称赞表弟楼英"敏而好学，后必有成"。元至正十年（1350），父亲的连襟加好友、楼英的姨父、戴原礼的父亲戴士垚去世，楼英赴浦江吊唁。元至正十七年（1357），戴原礼自嘉禾（嘉兴）归浦江，顺道仙岩探亲，与楼英切磋儒学医道，相恰相得。戴原礼赠楼英联"闭户著书多岁月，挥毫落纸似云烟"表达勉励之情。楼英少年时母亲患病请戴原礼上门诊治，一方面因为楼友贤与朱丹溪关系非常密切，当时作为朱丹溪入室弟子的戴原礼医学水平已经很高，名气也很大；另一方面楼英和戴原礼有姻亲关系，所以请戴原礼来诊治就顺理成章。戴原礼与楼英关系密切，两人亦常讲论医学。

《浦阳戴氏宗谱》载戴原礼为浦阳戴氏第十八世孙："思恭字原礼，以字行，号肃斋，行显一。"其中《明奉政大夫太医院使显一府君行状》载："公著有《推求师意》《本草摘抄》传于世。尝编《丹溪医论》已镌梓。又尝病张子和方论中多讹误，及任院使，订正古今名方三百余，本院式遵而弗替。"《明奉政大夫太医院使戴显一府君墓志铭》亦载："著《推求师意》《本草摘抄》，编《丹溪医论》凡若干篇，行于世。人无远近皆知公精于医术。"明正德年间，戴原礼去世一百余年后，李濂编撰《医史》，其中《戴原礼补传》中却未见以上三种著述，而载："平生著述不多见，仅有订正丹溪先生《金匮钩玄》三卷，间以己意附著其后。又有《证治要诀》《证治类方》《类证用药》总若干卷，皆隐括丹溪之书而为之。"

戴原礼著作颇丰，从以上记载中可以看出戴原礼著有《推求师意》《本草摘抄》《丹溪医论》《金匮钩玄》《证治要诀》《证治类方》《类证用药》等，但我们目前的研究表明，《医学纲目》对戴原礼的上述著作却未引用，《医学纲目》于1380年初具规模，1396年正式成书，戴原礼卒年为1405年，我们也大胆推测戴原礼的著作多成书于1396年至1405年间。

关于楼英和戴原礼的姻亲关系，《仙岩楼氏宗谱》首次提出楼氏与戴氏有"道谊之交，姻亲之好"，但未具体言明何种姻亲关系，后历代记载也未指明。周明道参考楼宗望所辑《仙岩漫录》（已佚）提出楼英之父楼友贤与戴原礼之父戴士垚为连襟，戴原礼和楼英为姻表兄弟，此说也被后世学者引用。其中《浦阳戴氏宗谱》未找到与楼氏家族相关的记载。谢仲墨等在《明代医学家楼英事略》中提到：楼氏一向与金华戴思恭友谊深厚，结为姻亲。楼岳中在《楼英的生前身后》一文中提到楼英父友贤的连襟戴士尧，与朱丹溪是密友，士尧的儿子戴思恭拜师丹溪，由于这层关系，在此期间，友贤与朱丹溪成了师友之交，友贤是戴思恭的"堂娘姨父"；另外还有"楼英的姨表兄戴原礼早在太医院供职，当然也作了荐举""楼英对他（楼宗望）说：浦江戴原礼，是我的好友、你的表伯，如今是太医院使"等记录。

楼英出生于萧山仙岩，并长期居住于此，在楼塔家中清燕楼阅读医书，炼药治病，行医涉及周边乡村以及苏、皖、鄂等地，戴原礼出生于浦江马剑镇九灵山下，马剑镇地处诸暨西部，为婺杭越三郡之交，距楼塔镇直线距离不足30公里，有秦皇古道、马剑古道通往外地。楼氏所处楼塔镇与戴氏所处马剑镇地理位置接近，且两地距离朱丹溪所在婺州义乌不远，在当时有多条古道沟通往来，便于相互访学交流。

追溯《浦阳戴氏宗谱》：楼友贤配赵氏，戴士垚配刘氏，戴原礼叔叔戴士良（戴良）配赵氏，如图4-1所示。

楼友贤之妻、楼英母亲赵氏为宋淄恭宪王（赵世雄）五世孙女，生卒年月为大德二年六月二十二日至洪武二年正月十三（1298—1369）。戴原礼母亲诸暨刘氏，生卒年月为大德三年至至正二十四年（1299—1364），参考戴氏宗谱记载以及姓氏推断，戴母和楼母非亲戚关系。另考证戴原礼叔叔戴士良原配赵氏为宋宗室梅石处士赵必俊之女，其生卒年月为元仁宗延祐五年至明洪武九年（1318—1368）。据生卒年推断，楼母与戴氏婶婶非姐妹关系。赵必俊之子赵良仁同为丹溪弟子，隶属于浦江地区赵氏家族。考证《浙江浦江宋室赵氏宗谱》赵必俊之子赵良仁娶戴氏（戴原礼姑母），赵必俊三女分别配楼偲、戴良、周宴。考证楼偲属浦江楼氏家族，

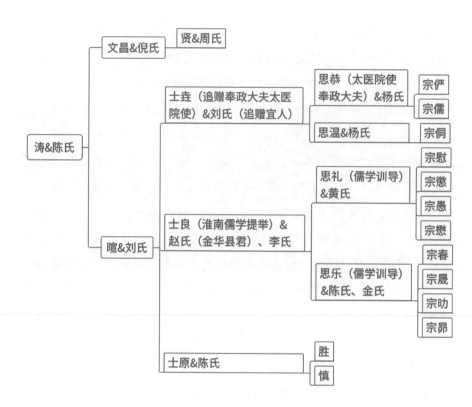

图4-1 浦阳戴氏宗谱谱系

与萧山楼塔楼氏非同一族系。总结戴氏与赵氏的姻亲关系十分明确且紧密，而戴氏与楼氏"姻表兄弟"的姻亲关系目前证据不足。

楼氏与戴氏的姻亲关系在《仙岩楼氏宗谱》中首次提出，但未具体言明何种姻亲关系。仔细考证《仙岩楼氏宗谱》《浦阳戴氏宗谱》《浙江浦江宋室赵氏宗谱》，未找到关于楼氏与戴氏姻亲关系的相关记载。而戴氏与赵氏则有十分紧密的姻亲关系。

周明道先生根据《仙岩漫录》内容明确楼友贤与戴士垚为连襟，楼氏与戴氏为姻表兄弟，并详细描述了戴氏为楼氏母亲治病，并为楼英写下"闭户著书多岁月，挥毫落纸似云烟"的赠联，以上内容在宗谱"行状篇"中均无记载，在"文赋篇"中也未找到赠联的内容，惜《仙岩漫录》已佚，故还需等待更多相关文献出现，对其进行考证。

总之，楼英与戴原礼生活的时代和地域都十分接近，学术上也有广泛的交流沟通，为"道义之交"。但宗谱所述"姻亲之好"未找到具体资料证实，推测其可能为非直接姻亲关系，而周明道考证其为"姻表兄弟"资料的《仙岩漫录》已散佚，仍需待进一步资料文献出现补充证实。

二、生平事迹

元至顺三年（1332）三月十五，楼英出生于萧山楼塔。楼英为仙岩楼氏十五世。父友贤，授杭州路富阳县儒学教谕，未赴任；母赵氏，诸暨陶朱人。楼英在三兄弟中居幼，长兄公奭，字本善（1322—1397），二哥公奕，字安善（1325—1371），楼英名公爽，字全善。

元至元元年（1335），楼英4岁，在母亲的指导下识字。如上所述，楼英的母亲姓赵，属朱丹溪弟子赵良本、赵良仁的赵氏家族一支，但因为赵氏宗谱未记载赵氏女子的全名，无法明确楼英母亲与赵良本、赵良仁具体的关系。楼英7岁即开始接触医学，秉承母训诵读《内经》，楼英11岁读小学，学习文字、音韵、训诂等，12岁读四书，学习《大学》《中庸》《论语》《孟子》。

楼英在青少年时期，就以孝道闻名。楼英13岁时，楼母病重，楼英精心侍奉，亲尝汤药，步步不离母亲床前。当时义乌的名医朱丹溪是楼友贤的好友，朱丹溪嫡传弟子戴士垚、戴原礼父子也均为楼氏亲戚，当时22岁的戴原礼已经精通医术，小有名气，三个月内三次往返浦江、仙岩诊治，最终楼母得痊愈，戴原礼的高超医术对楼英影响颇深，而戴原礼也称赞表弟楼英"敏而好学，后必有成"。

楼英一生基本上生活在仙岩，18岁结婚，娶张氏。第二年长子袞（字宗起）出生。其父楼友贤这期间在吴淞朱君玉馆教授，只每年过年才回楼塔与家人团聚，长年居朱家，与朱家师生相得，宾主相敬。同年戴原礼的父亲戴士垚逝世，楼英代父亲赴浦江吊唁。

楼英20岁开始在民间诊治，主要服务于当地百姓，因技术高超，在当地百姓心目中威望很高。

元至正十二年（1352），楼英次子禕（字宗徽）出生。元至正十五年（1355），幼子师儒（字宗望）出生。楼师儒继父衣钵成医学大家，著述甚丰，惜无遗存。

元至正十七年（1357）冬，戴原礼自嘉兴返归浦江老家，顺道仙岩探亲，与楼英切磋儒学医道，相洽相得。得知楼英有意编写《医学纲目》，戴原礼各取王维和杜甫一句诗赠楼英，联曰"闭户著书多岁月，挥毫落纸似云烟"，表达赞许和勉励之情。

元至正十八年（1358），朱丹溪在义乌赤岸村（丹溪村）逝世，享年77岁。楼英父亲楼友贤在吴淞做家庭教师，27岁的楼英代父往义乌吊唁。

元至正十九年（1359）中秋，楼友贤暴病逝世于吴淞朱君玉馆，终年62岁。时值朱元璋等群豪混战，其子均不在身边，朱家弟子易服治丧，如事父兄，在吴淞的岳家族亲赵士瞻帮忙料理后事，楼英与长兄楼公奭冒乱世前往，奉枢火瘗，携骨灰归葬。

元至正二十一年（1361），元末兵乱，殃及仙岩，楼英背着母亲逃难，生活颠沛，但始终对母亲照顾周到。其间楼英治家也井井有条，遵照朱熹《朱子家礼》，组织族人议事，管理祭田、祭器，办理各种事务非常公允，其德行闻名乡里。明洪武二年（1369）正月十三日，母赵氏逝世，享年72岁。

元至正二十二年（1362），楼英返回楼塔，设馆授徒，一边授徒，一边看病，一边着手编纂《医学纲目》，成终生事业。元至正二十四年（1364），楼英著《守分说》。明洪武八年（1375），著《江潮论》。明洪武九年（1376），著《周易参同契药物火候图》。

《全善先生楼府君墓铭》两次提到楼英被太祖皇帝和皇后召见治疾。雍正《浙江通志》和1935年《萧山县志稿》均有记载太祖召见，以老赐归之事。雍正《浙江通志·卷一百九十七·方技下》载："楼英（引弘治《绍兴府志》）萧山人，精医术，被召至京，以老疾辞归。著有《仙岩文集》二卷，《运气类注》四卷，《医学纲目》三十九卷。"民国《萧山县志稿·卷二十一·方技》载："楼英，一名公奭，字全善。洪武中临淮丞孟恪荐之太祖，召见，以老赐归。"《萧山县志》载："明洪武年间，曾为明太祖治愈大病，旋任职太医院。后以年老辞归。"《浙江省人物志》载："洪武年间，太祖朱元璋患病，因临淮（今安徽凤阳）丞孟恪的推荐，应召入宫，旋任职太医院。年老辞归故乡。"

楼英究竟有没有进宫为朱元璋看病，浙江中医药大学的郑洪教授曾提出质疑，并从各个版本的《萧山县志》梳理资料，发现在乾隆及之前的《萧山县志》《浙江通志》均无此记载，但雍正《浙江通志》开始有记载，推测与《仙岩楼氏宗谱》的编写有很大的关系，因为楼英之子楼宗望有进宫为皇帝诊治的经历，也可能是楼宗望的经历被误写入楼英的人物传记中。

但楼塔人还是坚持认为，明洪武十年（1377），46 岁的楼英应召赴京（南京）为明太祖朱元璋诊治，"俱合上意"，拒赐医官，八月，朱元璋诏"以老赐归"。楼英从 31 岁开始编纂《医学纲目》，到 65 岁修改，从编纂《医学纲目》的重要性来看，楼英拒绝留在南京，也是完全有可能的。明洪武十三年（1380），所著《医学纲目》初具规模，被医界争相传抄。

明洪武十六年（1383），楼英著日记体随笔《仙岩日录》成，从周明道先生的记录中可以看出《仙岩日录》主要是记述读书心得、临床经验和政事的。明洪武十七年（1384），楼英著《内经运气补注》。正月，请文林郎国子监博士钱宰为楼父友贤撰传。

明洪武二十九年（1396），《医学纲目》修成，作《自序》云："英爰自髫年，潜心斯道，上自《内经》，下至历代圣贤书传，及诸家名方，昼读夜思，废餐忘寝者三十余载，始悟千变万化之病态，皆不出乎阴阳五行。盖血气也，表里也，上下也，虚实也，寒热也，皆一阴阳也；五脏也，六腑也，十二经也，五运六气也，皆一五行也。鳞集于鱼，辐辏于毂，医之能事毕矣。是以不揣芜陋，掇拾经传方书，一以阴阳脏腑分病析法而类聚之。分病为门，门各定阴阳、脏腑之部于其卷首，而大纲著矣。析法为标，标各撮阴阳、脏腑之要于其条上，而众目彰矣。病有同其门者，立枝门以附之；法有同其标者，立细标以次之。凡经有衍文、错简、脱简者，一以理考而释正之。传失经旨，众论矛盾者，各以经推而辨明之。庶几诸家之同异得失，得以曲畅旁通，精粗相因，巨细毕举，同病异法，如指诸掌，名之曰《医学纲目》。"《医学纲目》修成后，并未刊刻发行，但《医学纲目》的内容以抄本的形式流传较广，其内容也被同时期的医家所引用。

明洪武三十年（1397），文学家申屠征为楼英"清燕楼"作《清燕楼记》，载全善力慕古学，行古礼，著家乘传于世，研穷《素问》《难经》之旨，孜孜以活人为务，绝口不谈声利事，有志于道者也。其中一句"览其清辉，令其欢燕"广为传颂，喻意楼英人品和著作品质。

明洪武三十一年（1398），楼英命楼宗望请同郡黄邻作《全斋记》，云："《易》不云乎？继之者善也，成之者性也，善者天德之元也，固有之性也，本然之理也，人人所不能无，人人之所当全者也。"申屠征为楼英书斋"全斋"作《全箴》。

明建文元年（1399），楼宗望为父编辑整理《仙岩漫录》成。明建文三年（1401），楼英 70 岁，十月十九日楼英逝世，暂厝，次年十月初九正式建坟，安葬于尚坞山麓。

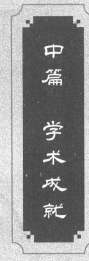

中篇 学术成就

第五章　《医学纲目》

一、主要内容

《医学纲目》是一部综合性医学著作，全书约一百二十万字，楼英"昼读夜思，废食忘寝"三十余年，悟出了"千变万化之病态皆不出阴阳五行"，以阴阳统血气、表里、上下、虚实、寒热，以五行统五脏、六腑、十二经、五运六气，他认为"医之为道，其道博，其义深，其书浩瀚，其要不过阴阳五行而已"。通过"掇拾经传方书"，将他能接触到的一百多种医籍内容"以阴阳脏腑分病析法而类聚之"，分病为门，各门以阴阳脏腑之部为纲，有同门异病者则设支门附于后，析法为标，各法根据阴阳脏腑要旨列出为目，有同病异治者则设细标附于后。每部之中于病证、治法、方药又各有所别，即各部皆按病分门，每门列举不同病证的证治方药。例如治法中以"眩"为正门，"眩"以下的诸如癫痫、子痫、痉、劳风、瘛疭、破伤风、振颤等则为支门，治则上皆结合阴阳表里、寒热虚实，旁参正门而分别治之。可谓纲目分明，井然有序，使读者开卷醒目，便于按图索骥，或触类旁通。书中泛引《内经》及历代名著之理论，在阐析病因病机和确立治疗原则上，皆理明词畅，语出有据。收录历代名方、验方甚富，其中尤以李东垣、王好古、罗天益、朱丹溪等医家的补益方为多，部分择选诸家清热攻邪之剂。

楼英精通医典，治学严谨，编纂此书，其立论依据悉遵《内经》之论述，所以对《内经》一书，"凡《经》有衍文、错简、脱简者，一以理考而释正之；传失《经》旨，众论矛盾者，各以《经》推而辨明之。庶几诸家之间，同异得失，得以曲畅旁通，精粗相因，巨细毕举，同病异法，了如指掌"。又说："凡所载方药在本条者宜考本条；其有病在本条而方见别条者，详载目录，以便检阅；又有方名而无方药者，另立补遗，以备参考。"上述论述反映了楼英严谨的治学态度。

二、学术思想

（一）重视阴阳五行学说

《素问·阴阳应象大论篇》曰："阴阳者，天地之道也，万物之纲纪，变化之父母，生杀之本始，神明之府也。"这是《内经》对阴阳学说的高度概括。楼英遵从《内经》学说，并在《内经》论述的基础上，结合临床实践予以发挥。他在《医学纲目》序中提出："盖天以阴阳五行，化生万物，其禀于人身者，阴阳之气，以为血气、表里、上下之体；五行之气，以为五脏六腑之质，由是人身俱足而有生焉。"（建阳本《医学纲目·序》）指出人体的气血、肌肤、五脏六腑，均由阴阳五行之气所禀赋。楼氏此说与《素问》"人生有形，不离阴阳"同出一辙。

然而，楼氏还认为：阴阳五行之气，禀于人体并非人均一致，有多寡厚薄之异。倘遇阴阳失调，五行克乘，就会导致人体患病。因此他说："阴阳错综，五行迭运，不能无厚薄多少之殊。故禀阴阳五行之气厚者，血气脏腑壮而无病，薄者血气脏腑怯而有病。阳多者，火多性急而形瘦；阴多者，湿多性缓而形肥。阳少者，气虚、表虚、上虚而易于外感；阴少者，血虚、里虚、下虚而易于内伤。"（引同上）楼氏运用阴阳五行哲理，联系人体体质、气血、表里、上下，以阐明人体受病的病因病机，是颇为中肯和具有临床意义的。

正因如此，楼氏强调在疾病诊治上，"必先分别气血、表里、上下、脏腑之分野，以知受病之所在，次察所病虚实寒热之邪以治之。务在阴阳不偏倾，脏腑不胜负，补泻随宜，适其病所，使之痊安而已"（引同上），反映了楼氏以燮理阴阳、调和脏腑作为他临床治病的法则。在历经30多年的临证揣摩与实践之后，他于阴阳五行研究上总结出"盖血气也、表里也、上下也、虚实也、寒热也，皆一阴阳也；五脏也、六腑也、十二经也、五运六气也，皆一五行也"（引同上）的学术论点，并进一步提出"千变万化之病态，皆不出阴阳五行"的精辟见解。楼氏把阴阳五行与病证治则联结一起的学术思想，在《医学纲目》一书中比比皆是，颇给后学以启迪。这是一种以阴阳为总纲，病位与病性结合的辨证模式。

（二）确立辨证论治纲领

金元及明代名医辈出，如河间、子和、东垣、丹溪四家各树一帜，自成流派，给当时医界在学术争鸣及理论发展以较深刻的影响。楼英注重实学，他见部分世医只去粗浅地学习前辈经验，寻章摘句，夸夸其谈，临证一方不效，辄束手无策；或"泛用古今之方，妄试疑似之病"，故对此深恶痛绝。他把这种不学无术，草菅人命的庸医视为医门之蟊贼[①]。指出后世用历代医方治病，或效或不效者，此病名同，治法异，并进一步阐述病证的同中求异之处，突出辨证论治的原则。

举如热病为例，谓"热病之名同，其治法异。四君治血实之热也，四物治血虚之热也，白虎治气实之热也，补中治气虚之热也。麻黄治表热也，承气治里热也，四逆治假热也，柴胡治真热也。泻青、导赤、泻白、滋肾、泻黄分治五脏热而各异也。各能洞烛脉证，而中其肯綮，则皆效"（引同上）。说明同属热病，由于表现的证候不同，治法就有差异，而辨证论治的关键，在于抓住病证的异同之处，做到同病异治，或异病同治。这样"于临症之际，自然法度有归，不致误投汤剂而害生乱医"（引同上）。

中医的辨证方法有很多，产生较早的有八纲辨证（八纲辨证为诸多辨证方法的纲领）、六经辨证、脏腑辨证（适应于内伤杂病），形成较晚的有卫气营血辨证和三焦辨证。此外还有气血津液、经络辨证等，常结合脏腑、八纲辨证而施用。

楼英《医学纲目》中提到的"诊病者，必先分别气血、表里、上下、脏腑之分野，以知受病之所在，次察所病虚实寒热之邪以治之。务在阴阳不偏倾，脏腑不胜负，补泻随宜，适其病所"（引同上），重视阴阳五行，主张以阴阳统领血气、表里、上下、虚实、寒热，以五行统领五脏、六腑、十二经、五运六气。五运化生五脏，属内；六气化生六腑、十二经，属外。所以《医学纲目》说的也是综合辨证的过程。

---

① 蟊（máo 毛）贼：吃禾苗的两种害虫。

其中脏腑辨证，起源于《内经》，《内经》脏腑学说虽有解剖学的基础，但主要是以脏腑生理、病理立论，比如《素问·玉机真脏论篇》诊断五脏虚实的病证，《刺热篇》将热病以脏腑区分，《素问·至真要大论篇》"诸风掉眩，皆属于肝，诸寒收引，皆属于肾……"，包括了五脏概属常见证候的病机。《金匮要略》是对杂病进行脏腑辨证的经典著作，对于方剂的运用，往往是一方治疗多病，充分体现了"异病同治"和"同病异治"的精神，楼英正是在《内经》《金匮要略》等经典著作的基础上，强调脏腑辨证的重要性，这在《医学纲目》中得到了充分的体现：以脏腑分类，每一脏腑下列若干病证，以肝胆部为例，病证包括了"诸风、中风、卒中之初、中分浅深、中浅半身偏痛舌能言、中深半身不收舌难言、产后中风、口噤、口眼㖞斜、痒、眩、癫痫、子痫、痓、劳风……破伤风、瘛疭、颤振、疠风、诸痹、惊悸怔忡、怒、善太息、目疾、胁痛、诸疝少腹痛、闭癃遗溺、前阴诸疾、筋、头痛、不得卧多卧、咽喉"等，因其病证与肝胆脏腑或肝胆经络相关，一并纳入肝胆部。诸如将诸风、眩、破伤风、疠风归入肝部，是由于"诸风掉眩，皆属于肝"；将诸痹归入肝部，是由于"肝主筋"；将"惊悸怔忡、怒、善太息、目疾"归入肝部，是因为"肝气虚则恐，实则怒""在志为怒""肝开窍于目"；将胁痛、诸疝、闭癃遗溺、前阴诸疾归入肝部，是由于肝之经脉"过阴器……布胁肋"；"头痛"是因为肝经与督脉会于颠；"不得卧多卧"等是由于"人卧则血归于肝"。

其中，楼英对癫痫的认识："癫痫，即头眩也。痰在膈间，则眩微不仆。痰溢膈上，则眩甚仆倒于地，而不知人，名之曰癫痫。徐嗣伯云：大人曰癫，小儿曰痫，其实一疾也。然与中风、中寒、中暑、尸厥等仆倒不同。凡癫痫仆时，口中作声，将省时，吐涎沫，省后又复发，时作时止，而不休息。中风、中寒、中暑、尸厥之类，则仆时无声，省时无涎沫者，后不复再发，间有发者，亦如癫痫之常法也。"肝风作眩，所以癫痫归在肝胆部。

这样明确了癫痫之门类，每门各定脏腑之部于其卷首，而大纲著矣，所以说"病必有门，门必揭其纲目，治必有法，法必详其目"。继而引用朱丹溪（丹）^①、王海藏（海）、张仲景（仲）、罗天益（罗）、刘完素（河）、张子和（子和）、张元素（洁）、李杲（垣）、桑、东等医家的论述和方药；引用《素问》（素）、《灵枢》（灵）、《太平惠民和剂局方》（局）、《世医得效方》（世）、《杨氏家藏方》（杨氏家藏、杨氏）、《病机气宜保命集》（保）、《千金要方》（千）等著作的论述和方药；针灸选录了《灵枢》《扁鹊神应针灸玉龙经》（玉）、《集验方》（集）、《针灸甲乙经》（甲）、《脉经》（脉）等相关论述和针灸处方。如朱丹溪治痫大率行痰为主，以黄芩、黄连、瓜蒌、半夏、南星等药治之，分痰和热，有热以凉药清其心，有痰必用吐药，吐后用东垣安神丸。

如喉痹和目疾内障，楼英亦归入肝胆部。楼英常引用经典，如经云：一阴一阳结，谓之喉痹。又云：肝者，中之将也，取决于胆，咽为之使。故以喉咽入肝胆部。至于目疾，楼英认为脏腑主目有二：一曰肝。经云：东方青色，入通于肝，开窍于目，藏精于肝。又云：人卧血归于肝，肝受血而能视。又云：肝气通于目，肝和则目能辨五色也。二曰心。经云：心合脉，诸脉者，皆属于目是也。

另外，楼英曰："诚哉，河间之言，目盲耳聋，鼻不闻臭，口不知味，手足不能运动者，皆由玄府闭塞，而神气出入升降之道路不通利也。"这里所说的目盲耳聋，主要是指"徇蒙招尤与目瞑耳聋等症状兼见，是下实上虚，过在足少阳、厥阴，甚则入肝"。徇蒙招尤指病人目眩而视物昏花不清，头部有振动不安定之感。常与目瞑、耳聋等兼见，所以也归入肝胆部。

楼英对临证选方用药是非常慎重的，其在《医学纲目·序例》中指出："凡所类之方，独东垣、海藏、罗谦甫、丹溪以扶护元气为主，可纯依元方，其余诸方多是攻邪之剂，善用之者必详其人虚实，灼见其实者，可依元方。若兼虚者，气虚必以四君子相兼用之，或各半作复方用之；血虚必以四物汤兼用之，或各半作复方用之。"后文的运气和刺灸疗法，则完整地论述了历代医家治疗的理法方药（包括运气、针灸）。

---

① 丹：括号中为该被引源在《医学纲目》的简写，下同。

这是一种以阴阳为总纲，病位与病性结合的辨证模式。楼英既具有精湛的医术，又具有严谨不苟的治学态度，实属难能可贵。除跌打损伤、虫兽咬害归入心小肠，妇女血积、癫狂归入脾胃，小便不下、遗尿归入肝胆等做法不太合理之外，其他均详明有据。

三、版本介绍

《医学纲目》书成后，初未刊行，至明嘉靖四十四年（1565），明代进士曹灼得此书稿，对《医学纲目》推崇备至，赞其"简而知要，繁而有条"，感叹其书不彰，谓之"夫不治刑不知造律者之深意，不治病不知著书者之苦心。先生康济之心甚盛，而几于无所用者"（《医学纲目·曹灼序》），遂捐资付梓，谓："此书二百年来，几晦而复明，几废而复举，宁不有定数存乎！"

据《中国中医古籍总目》载，《医学纲目》现存版本主要是明嘉靖四十四年（1565）曹灼刻本（简称曹灼本）、明刻本、清初抄本以及多种残缺的抄本等。另有1937年上海世界书局铅印本。

《医学纲目》目前存世的版本中，有两大版本体系，一是传世本明嘉靖四十四年曹灼刻本及衍生本，全书共四十卷，目录一卷。二是黄龙祥教授鉴定的明嘉靖、万历年间建阳刻本及衍生本（简称建阳本），全书共四十一卷，目录四卷。两个版本在内容上有一些不同之处，各有千秋。曹灼，生卒年不详，字子明，又字用晦，号履斋，明嘉靖年间太仓（今江苏太仓）人，明嘉靖三十二年进士。任江西抚州推官，擢刑部郎。曹灼本全书列阴阳脏腑、肝胆、心小肠、脾胃、肺大肠、肾膀胱、伤寒、妇人、小儿、运气十部。其中阴阳脏腑部（九卷）阐述阴阳、表里、寒热、虚实、脏腑、察病、诊治，以及针灸、调摄、禁忌等，构成其总论部分。肝胆部（六卷）论述中风、癫痫、痉厥等病证。心小肠部（五卷）介绍心痛、胸痛、烦躁、谵妄等病证。脾胃部（五卷）分述内伤饮食、诸痰、诸痞积等病证。肺大肠部（二卷）载述咳嗽、喘急、善悲等。肾膀胱部（二卷）列述耳鸣、耳聋、骨病、牙病等方药证治。伤寒部（四卷）主要介绍伤寒六经诸证，及阳痿、阴毒等病因证治。妇人部（二卷）、小儿部（二卷）分别论述妇人、小儿诸病证治。运气部（一卷）以阐述五运六气内容为主。建阳本除了目录四卷，最后的运气部与曹灼本也不同，不仅是分成第四十卷、第四十一卷两卷，而且内容完全不同。根据我们的研究，《运气部》其实应该是出自楼英的专著之一《内经运气类注》四卷，两个版本可能是各保留了一部分，所以内容不一样，可以详见本书的第六章《运气类注》。

（一）明嘉靖四十四年曹灼刻本

国家图书馆、中国科学院图书馆、首都图书馆、中国中医科学院图书馆、杭州图书馆、上海中医药大学图书馆等十多家图书馆馆藏明嘉靖四十四年（1565）曹灼刻本。明嘉靖四十四年曹灼刻本正文40卷，目录1卷。卷前有嘉靖四十四年曹灼序，楼英自序；序例7则，目录1卷。半页13行，每行22字，左右双边，白口，单线鱼尾，上下双栏，上栏刻批注，下栏刻正文。框高：上栏1.9cm、下栏17.2cm，框宽14.4cm。以杭州图书馆为例，内容包括曹灼序、楼英"医学纲目序"、序例、目录、卷一至卷三十九，末附"补遗方"，卷四十包括"五运六气总论""内经运气类注序""运气占候补遗序""运气占候补遗""跋"。

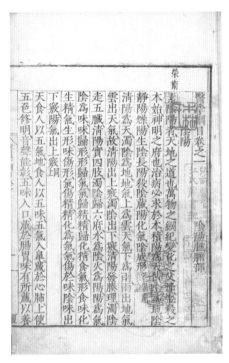

图5-1　杭州图书馆馆藏明嘉靖四十四年（1565）曹灼刻本

嘉靖四十四年曹灼刻本《医学纲目·曹灼序》云："友人邵君伟元授予以《医学纲目》四十卷，曰是书出于萧山娄全善先生。"

曹灼所在的曹氏家族在沙溪镇是名门望族，其祖父曹昶，人称东楼公，曾任松阳县训导，父亲曹献，明正德年间例贡，任南京兵马指挥，历三城，阶文林郎，曹灼明嘉靖十年以礼经魁京兆，明嘉靖三十二年进士，任江西抚州推官，擢刑部郎。在任期间颇有政声，深得民爱，史载其"律令精熟，政事谙练，锄豪摘奸，平反冤讼，当官举决，不避权势"，清正廉洁，为后世所钦敬。与邵弁（邵伟元）合刻刊印楼英《医学纲目》40卷，《运气占候遗方》1卷，《补遗方》1卷。隆庆间刻印过李杲《古本东垣十书》12种，22卷，南宋张杲《医说》10卷，周恭《医说续编》18卷，自编《表学轨范》8卷。

邵弁（1511—1598），明嘉靖间太仓（今江苏太仓）人，字伟元，一字希周，号玄沙，有《诗序解颐》一书。嘉靖间与曹灼合刊刻印《医学纲目》40卷，故《医学纲目》曹灼刻本最后有玄沙邵伟元甫跋。这里特别要指出的是，在运气部最后记载："因雠校楼氏《医学纲目》书，览其后有运气补注一篇，惜其用意甚勤，而尚遗古人占候之法，是以取诸《内经》之旨，列占候十五篇，命曰《运气占候补遗》，以续楼氏之后云。"说明曹灼本《医学纲目》所附《运气占候补遗》乃邵弁所作，并非楼英所著。

《医学纲目·曹灼序》云："因与伟元暨刘君化卿，分帙校雠，矢志弗措，有不合者，昼绎夜思，若将通之。凡再逾寒暑，而后就梓，讹者正，缺者补，秩然可观。"刘君刘化卿，生平不详。

（二）明嘉靖建阳刻本

上海图书馆古籍联合目录及循证平台提示《医学纲目》有"明刻本四十卷，附一卷，目录四卷"，馆藏于中国医学科学院图书馆、成都中医药大学图书馆、宁波天一阁博物馆、吉林省图书馆、广州中医药大学图书馆等单位。2021年中国中医科学院黄龙祥教授发表了《明刊四十五卷本〈医学纲目〉的版本及文献价值》一文，从而将此明刻本鉴定为明嘉靖建阳刻本，与曹灼刻本并驾齐驱，成为学界备受关注的重要版本。

与曹灼刻本相比，曹灼刻本的补遗方、五运六气总论、运气占候补遗序、运气占候补遗十五篇及书末的跋，建阳刻本皆无。同样建阳刻本的主体篇章五运之常、五运之变、六气之常、六气之变诸篇也皆不见于曹灼刻本。

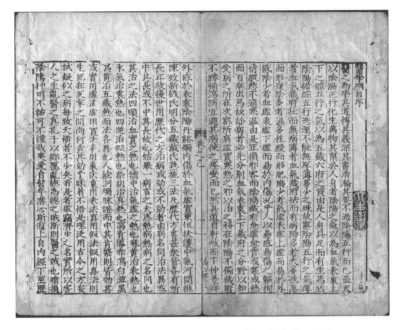

图 5-2 中国医学科学院图书馆馆藏明嘉靖建阳刻本

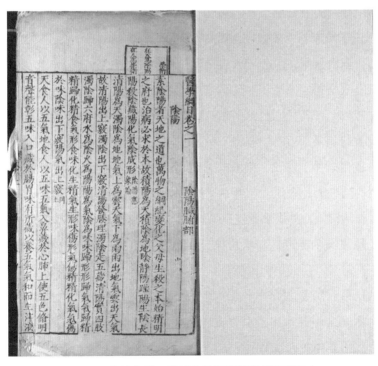

图 5-3 宁波市天一阁博物馆馆藏明嘉靖建阳刻本

2021 年 10 月，在浙江省中医药研究院中医文献信息研究所和楼英故里浙江省杭州市萧山区楼塔镇人民政府的共同努力下，在黄龙祥教授无私的学术支持下，学苑出版社影印出版了《医学纲目》明建阳刻本。后续，浙江省中医药研究院中医文献信息研究所也将承担国家中医药管理局《中华医藏》编纂项目任务之———《医学纲目》提要的撰写和影印出版，选择杭州图书馆馆藏的明嘉靖四十四年曹灼刻本影印出版，从而使更多的学者有机会看到不同的版本，进而开展全面、深入、持续的研究。以下为《医学纲目》明建阳刻本的介绍。

一是建阳刻本的版本学价值。明建阳刻本正文四十一卷，目录四卷，前三十九卷与曹灼本均为上下双栏，上栏刻批注，下栏刻正文，版框高 20.8cm，宽 30cm，半叶 12 行，每行 26 字，四周单边，白口，单黑鱼尾，或天头镌字，版心下方有刻工名字，刻工有"余长清、邹、余赐、波、詹三、詹四、叶一、陆仲周、朱四、周一本、詹嫘员、余唐八、六一、陆七、余双、张八、余朝、刘五、溪、朱、林四、赐一"等，钤印有"小仓侍医王上准菴图书之记"等。

曹灼本四十卷，版框高 19cm，宽 30cm，半叶 13 行，每行 22 字，左右双边，单白鱼尾，版心下 A 面有写书人钱世杰、顾楎等，B 面镌刻书人柯仁意、夏文德、袁宏等，钤印有"赤龙馆图书记""弘前医官涩江氏藏书记""森氏"等。正是因为明建阳刻本所出别本，文字、版式与曹灼刻本有较大的差异，版心中有刻工姓名，《中国古籍版刻辞典》《古籍刻工名录》等载詹嫘员、詹三、刘五等为明嘉靖间刻工，余赐为明隆庆间刻工，余长清、陆仲周、余唐八、叶一、周一本、余双等为明万历间刻工，有很高的版本学价值，可供学者进一步研究。

二是建阳刻本的文献学价值。明建阳刻本的校、刻均不如曹灼本精审，也有错叶，比如中国医学科学院图书馆和成都中医药大学图书馆的藏版均出现第五册卷之八叶十五、叶十六与第十九册第三十七卷叶二十五、叶二十六完全一样，比较上下文应是卷之八有错叶。与曹灼本四十卷不同，明建阳刻本为正文四十一卷及目录四卷。明建阳刻本中目录与正文有差异，目录为四十卷，卷四十为运气部，目录中注有"运气部另见运气类注"。正文为四十一卷，但正文卷四十卷端大题与正文卷四十一卷端大题同，为"内经运气类注卷之四十""内经运气类注卷之四十一"，与其他三十九卷异，为"医学纲目卷之一"到"医学纲目卷之三十九"，卷三十九卷端大题与卷三十九卷末大题异，疑有内容脱漏。但是明建阳刻本保存了大量明代以前文献版本，有重要的文献学价值。

三是建阳刻本四卷目录的价值。明建阳刻本除总纲外，存四卷目录，此为鉴定楼英原书基本构成、确定全书结构最重要的依据，是读懂《医学纲目》的保障，全书正文上栏的文字也皆出于此四卷目录，不仅仅是楼英的批注，更有此书的类目，正因为有此四卷目录，目录和正文又起到了本校的作用。如"大法""杂方""运气""针灸上""针灸下""诊"等和众多的小标题，失去这些类目和标题的串连，《医学纲目》犹如一盘散沙。因此，没有此四卷目录，很难真正理解《医学纲目》的结构和内容。

四是建阳刻本楼英医学思想的价值。明建阳刻本更真实地反映楼英本人的学术主张和诊疗思想。明嘉靖四十四年（1565）曹灼与友人邵伟元、刘化卿分帙校雠，删除了部分眉批，讹者正，缺者补，从而刊行于世。以卷一"朱丹溪相火论"为例，明建阳刻本中，楼英有多处批注，如"相火，人之日用燃焚火属君火，天之龙雷海火属相火，相火在天，出于龙雷海在人，具于下焦肝肾二部"，"相火皆本于地中阴气"，"相火无时妄动，则受煎熬而为病，死之渐"，"相火听命道心而主静，则阴得养育而为生生之运"，等等。这些在曹灼刻本中均被删，在明建阳刻本中得到了完整的保留，这样的例子，比比皆是，明建阳刻本值得我们进一步研究。

五是征引宋元善本文献非常丰富。楼氏家族家学深厚，专建排翠楼（后改名"清燕楼"），保存几代人收藏的大量古籍经典，尤其是医学典籍，并用于研读、著书、接诊、制药、会客、授徒。楼英三十一岁开始隐居排翠楼，利用收藏的医学典籍著书立说，《医学纲目》共征引明以前文献一百余种，广泛分布于除"内经运气类注"之外的各卷中，特别是隋唐五代时期文献有许多已经散佚，楼氏《医学纲目》对其的征引在一定程度上保存了这些文献的内容，又由于书中所录文献所据多为宋元善本，可谓是辑校金元文献的宝库，具有极高的文献价值和版本价值，医籍校勘中也可以用作重要的他校资料，可供学者进一步研究。如黄龙祥教授曾用《医学纲目》建阳刻本校勘《针灸甲乙经》。

正是因为明建阳本的传世，使楼英《医学纲目》所构建的理论得以被更好地理解，《医学纲目》作为楼英最伟大的作品，完成了中医理论体系的第二次系统重构，实现了基于统一理论体系下的针方与药方知识体系的整合，是一部具有现代意义的"中医学"经典。

通行本多用曹灼本作为底本，明建阳刻本与曹灼本有明显不同，其珍贵的文献和版本学价值被严重低估，特别是建阳刻本更接近《医学纲目》原貌，对复原和研究楼英学术思想有重要的参考价值。

（三）清抄本

浙江图书馆有清初抄本。

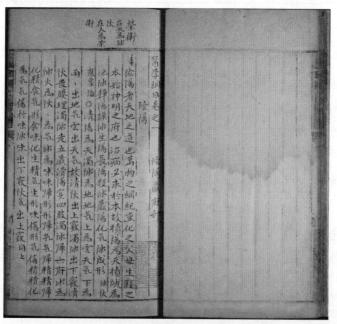

图 5-4　浙江图书馆馆藏清初抄本

清初抄本，清讳均不避。浙江省图书馆据抄写风格、纸张、字体等定为清初抄本。共 24 册，39 卷，半叶 11 行，每行 22 字，四周单边，黑口，单黑鱼尾，有眉批，框高 22.2cm，框宽 14.6cm。包括钱塘东庄陈瓛书识、目录、正文卷一至卷三十九末"小儿部五硬五软"，未见补遗方和运气部。

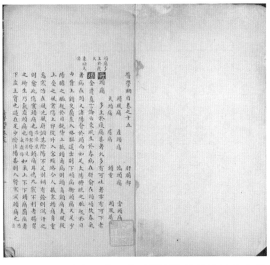

图 5-5　浙江省中医药研究院图书馆馆藏清抄本（残）

　　浙江省中医药研究院著录为清抄本，存卷十五，1 册，半叶行数 13 行，每行字数 25 字，卷十五首叶有四明曹炳章藏书之印。

（四）曹灼刻本与建阳刻本比较举例

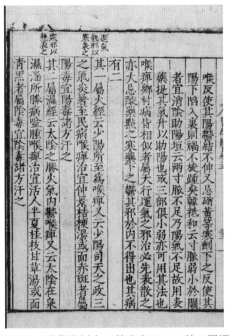

图 5-6　明曹灼刻本：其病有二……其二属湿

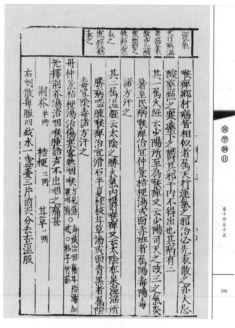

图 5-7　明建阳刻本：其病有二……其二属温

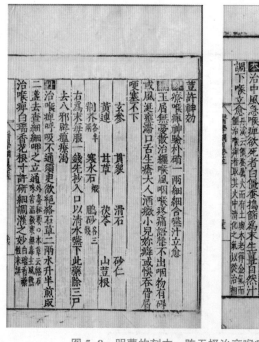 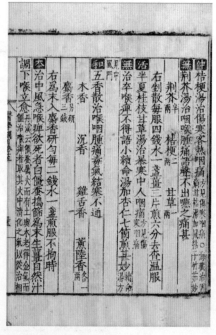

图 5-8　明曹灼刻本：陈无择治卒喉痹在第 34 页第 6 列，
丹溪治喉痹在第 36 页第 11 列

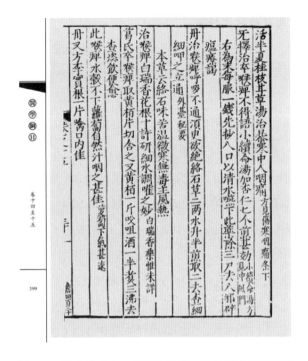

图 5-9　明建阳刻本：丹溪治喉痹在陈无择治卒喉痹后，
与曹灼刻本比较缺两页内容

此类差异大量存在，可见两个版本均有很高的文献和版本价值，值得我们进一步深入研究。

四、征引文献

《医学纲目》共征引明以前文献一百余种，除"运气类注"之外广泛分布于各卷中，受时代限制，楼氏在征引文献时并没有统一体例，对于各种文献的简称亦没有做标准化处理，这使征引文献的名称考察工作难度大大提高，目前仍有一部分文献名目未能确定。未能确定的文献名目的对应简称有"补遗""产书""撮要""怪穴""古金录""经验方""类要""乔町""石""桑君""胜金""图经""汤""田""选""溪""验""杨""张炳""集成"等二十个，这些名称所对应的文献或医家在我们所能接触到的传世文献中尚没有找到与之吻合的对象，有待今后进一步深入挖掘相关信息。

（一）被引文献的时代特征

《医学纲目》征引的文献年代跨度很大，上至秦汉，下至金元，文献类型不仅涵盖医学领域的医经、医论、本草、方剂等，还有文学领域的笔记内容。

其中，隋唐以前的文献有《素问》《灵枢》《难经》《伤寒论》《金匮玉函经》《中藏经》《玄珠经》《脉经》《脉诀》《范汪方》《葛氏方》《肘后方》《小品方》《刘涓子鬼遗方》《针灸甲乙经》《药对》《秦承祖灸鬼法》等，其中又以张仲景的《伤寒论》（289处）、《素问》（249处）、《灵枢》（184处）、皇甫谧的《针灸甲乙经》（142处）及王叔和的《脉经》（95处）等医经类文献引用频数最高。

隋唐五代时期的文献有《梅师方（梅师集验方）》《山居方》《崔氏方》《兵部手集方》《必效方》《食疗本草》《经效产宝》《食医心镜》《本草拾遗》《古今录验方》《广济方》《素问六气玄珠密语》《黄帝明堂灸经》《千金要方》《千金翼方》《银海精微》《日华本草（日华子诸家本草）》《救三死方（救死方）》《外台秘要》《集验独行方》《四声本草》《本草类略》《张文仲灸经》《子母秘录》《传信方》《刘禹锡方》《食性本草》等。这一时期文献有许多已经散佚，楼氏《医学纲目》对其的征引在一定程度上保存了这些文献的内容。

两宋时期的文献有《斗门方》《塞上方》《初虞世方（古今录验养生必用方）》《伤寒微旨论》《全生指迷方（全生指迷论）》《经史证类备急本草》《重广保生信效方》《铜人针灸经》《普济本事方》《是斋百一选方》《博济方》《三因极一病证方论》《伤寒明理论》《小儿痘疹方论》《本草图经》《妇人大全良方》《外科精要》《杜壬医准》《类证活人书》《太平惠民和剂局方》《太平圣惠方》《严氏济生方》《集验方》《秘传眼科龙木论》《仇池笔记》《梦溪笔谈》《灵苑方》《太平广记》《本草衍义》《易简方》《杨氏家藏方》《仁斋直指方论》《（乘闲）集效方》及北宋医家孙兆的医案等。需要说明的是，在《医学纲目》中，并未特殊标注出对唐慎微《经史证类备急本草》（以下简称《证类本草》）的引用，但我们对楼氏所征引的已散佚的唐宋方剂内容进行梳理发现，它们大部分都能在《证类本草》中找到相同的内容，如《崔氏方》（又作崔元亮《集验方》）中有一则"敕赐姜茶治痢方"在两书中都有收录，《证类本草》中的记载为："以生姜切如麻粒大，和好茶一两碗，呷，任意，便瘥。若是热痢即留姜皮，冷即去皮，大妙。"《医学纲目》中为："治痢方。以生姜切如麻粒大，和好茶一二碗，任意呷之，愈。若热痢则留姜皮，冷则去皮炒。"大意一致而文字略有差异。《证类本草》中的"《证类本草》所出经史方书"部分也为我们进行《医学纲目》征引文献简称的还原工作提供了许多线索。

金元时期的文献有《病机气宜保命集》《黄帝素问宣明论方》《儒门事亲》《兰室秘藏》《脾胃论》《内外伤辨惑论》《子午流注针经》《医垒元戎》《汤液本草》《卫生宝鉴》《针经指南·标幽赋》《格致余论》《局方发挥》《外科精要发挥》《泰定养生主论》《澹寮集验秘方》《瑞竹堂经验方》《世医得效方》《御院药方》《心印绀珠经》《云岐子保命集论类要》《扁鹊神应针灸玉龙经》《针灸摘英集》《永类钤方·水丘道人紫庭治瘵秘方》《增广和剂局方药性总论》等。

总而言之，楼氏在撰写《医学纲目》的过程中征引了上至秦汉下至宋元的百余种古典文献，这在元末明初的动荡社会是十分不容易的，除了得益于宋元时期迅速繁荣的出版市场使医籍的流通与获取变得更为便利以外，也得益于楼氏家族家学渊源之深厚，楼英本人对于各类文献的收集与整合能力也毋庸置疑。

（二）被引频数统计与分析

在明嘉靖四十四年曹灼刻本中，《医学纲目》所征引的文献名或医家名被以黑框黑字或黑底白字的形式突显出来，如图所示。

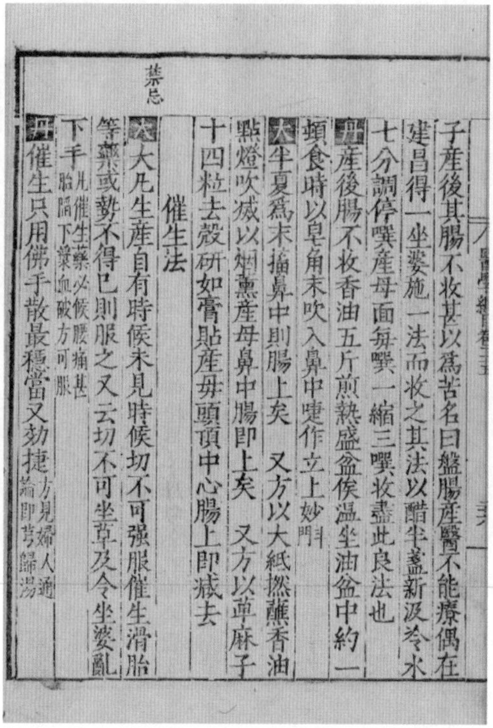

禁忌

子產後其腸不收甚以為苦名曰盤腸產醫不能療偶在建昌得一坐婆施一法而收之其法以醋半盞新汲冷水七分調停噀產母面每噀一縮三噀收盡此良法也

丹 產後腸不收香油五斤煎熱盛盆候溫坐油盆中約一頓食時以皂角末吹入鼻中嚏作立上妙門斗

大 半夏為末搐鼻中則腸上矣　又方以大紙撚蘸香油點燈吹滅以烟熏產母鼻中腸即上矣　又方以萆麻子十四粒去殼研如膏貼產母頭頂中心腸上即搣去

催生法

大 大凡生產自有時候未見時候切不可強服催生滑胎等藥或勢不得已則服之又云切不可坐草及令坐婆亂下手凡催生藥必候腰痛甚胎隔下漿血破方可服

丹 催生只用佛手散最穩當又効捷方見婦人通論即芎歸湯

图 5-10　明建阳刻本喉痹与明曹灼刻本比较

以下频数统计部分即是对被标记突显出的文献名或医家名进行的计数分类统计，间接引用者不计算在内，如《医学纲目·卷之十一·肝胆部·劳风》引丹溪之言中有“戴人云肾主水，其经至于目下故也”的内容，虽为张子和所言，但由于在原书中并未作特殊标记，故不计于内。

经统计，楼氏《医学纲目》中共引用他者文献 6247 处，其中被引频数超过一百次的医家或医籍有十三位，分别为朱丹溪（843 处）、《黄帝内经》（433 处）、危亦林（389 处）、许叔微（380 处）、李杲（356 处）、张仲景（291 处）、王好古（277 处）、罗天益（271 处）、陈无择（172 处）、皇甫谧（142 处）、陈自明（133 处）、孙思邈（131 处）、张元素（100 处），以上医家的文献被引频数约占总数的 63%。

1. 学宗丹溪，兼采易水

从上述统计数据中，我们可以清晰地看到，楼英对朱丹溪的学术观点最为青睐，《浙江通志》记载丹溪“其名籍甚遍浙东西，以至吴中罕不知有丹溪生者"。楼英所在的萧山楼塔镇与义乌相近，其好友戴原礼又为丹溪先生的得意弟子，楼氏受丹溪学说影响之深可以想见，在《仙岩楼氏宗谱》中录有一篇"宗望先生状"，宗望为楼英之子楼师儒的字，其中记录了楼英对宗望说过的话："浦阳戴公原礼，吾友也，今为太医院使，受学丹溪朱公彦修，吾私淑丹溪之学者也，其道同。他日往质之。"此段表明了楼英与戴原礼、朱丹溪二人的关系。丹溪受业于刘完素的再传弟子罗知悌，而罗知悌学宗刘完素，旁通张从正、李东垣之说，丹溪之学本是融三家之长，又在此基础上提出了"阳常有余，阴常不足"的医学观点作为对前人的补充，在治疗杂病方面也有独到的见解。楼氏对丹溪言论的大量引用也在情理之中。

此外，楼英对于易水学派的医家之论亦多有引用，如张元素、李杲、王好古、罗天益等。张元素为易水学派创始人，在脏腑辨证理论和药物归经理论等方面有十分深刻的阐述。李杲提出的"内伤脾胃，百病由生"等一系列以脾胃为本的理论对后世影响颇深，在《医学纲目》中楼氏就引用了《内外伤辨惑论》《脾胃论》《兰室秘藏》等多部李氏医著。王好古作为李杲的同门师弟，后又从学于东垣，其《医垒元戎》与《汤液本草》等内容也颇受楼氏青睐。罗天益受业于李杲，其《卫生宝鉴》为综合性医书，在阐发洁古与东垣相关理论的基础上记录了自己的临床诊治经验，其中的医案和方论有不少被《医学纲目》收载。

2. 本于《内经》针药并重

《医学纲目》中引用《黄帝内经》条文多达433处，其中引用《素问》249处，《灵枢》184处。楼英在此书的凡例部分中提到"凡门分上下者，其上皆《内经》之元法，其下皆后贤之续法"。所谓"元法"即根本大法，楼英在研读医籍的过程中悟出"医之为学，其道博，其义深，其书浩瀚，其要不过阴阳五行而已"，这与《内经》的基本纲领是一致的。阴阳五行化生万物，阴阳之气以成血气、表里、上下之体，五行之气以为五脏六腑之质。人因阴阳五行厚薄多少之殊而有禀赋之别，加之若徇情纵欲、不适寒温，则正损邪克，百病由生。

在论述病因病机方面，楼氏大量引用仲景《伤寒论》《金匮要略》以及陈无择《三因极一病证方论》中的内容，并书以按语。在针灸方面，又针药并重，多次引用皇甫谧《针灸甲乙经》中的条文，同时收录了许多现已少见的针灸专著如南北朝刘宋时期太医令秦承祖的《秦承祖灸鬼法》、唐代的《黄帝明堂灸经》《张文仲灸经》、宋代的《铜人针灸经》、金代何若愚的《子午流注针经》、元代王国瑞的《扁鹊神应针灸玉龙经》等。在方药部分，除了大量引用孙思邈《千金要方》与《千金翼方》、危亦林《世医得效方》、许叔微《普济本事方》、陈自明《妇人大全良方》等方书的内容外，对于一些明以前流传较广而现已散佚的方书内容亦有征引，如《范汪方》《小品方》《梅师方》《山居方》《崔氏方》《兵部手集方》《必效方》《救三死方》《集验独行方》《传信方》《斗门方》《塞上方》《初虞世方》《博济方》《易简方》《灵苑方》《（乘闲）集效方》《永类钤方》《御院药方》等。这些医籍的引入大大丰富了《医学纲目》作为一部总结明以前医学经验的医学著作的内涵。

3. 立足医学，旁通文史

两宋以降，随着政府对医学的倡导及医家地位的提高，学儒而业医者逐渐增多，楼英也是其中一员，故《医学纲目》除了征引丰富的医学文献外，也引用了不少文史笔记中的相关内容。

如楼氏在《医学纲目·卷之二十·心小肠部》中收录了沈括《梦溪笔谈》里关于天蛇毒的记载："秦皮一味，治天蛇毒。此疮似癞而非癞也。天蛇，即草间黄花蜘蛛。人被其螫，仍为露所濡，乃成此疾。以秦皮煮汁一斗，饮之瘥。"

又《医学纲目·卷之十八·心小肠部》收录有苏轼《仇池笔记》中关于敛疮方的记载："乱发、蜂房、蛇蜕皮，各烧灰存性，每味取一钱匕，酒调服，治疮久不合，神验。"

又《医学纲目·卷之二十三·脾胃部》收录了宋代类书《太平广记》中的一则医案："贞观中，太宗苦于气痢，众医不效，诏问群臣中有能治者，当重赏之。有术士进以乳汁煎荜茇服之，立瘥。"

上述文献征引之例不仅体现了楼英于医学之外涉猎颇广，也从另一角度表明了在文史笔记中也有许多与医学相关的内容可供有意者研究。

　　《医学纲目》征引文献的梳理工作是研究楼英和他的《医学纲目》的基础。综上所述，通过对《医学纲目》征引文献的系统分析，可以了解《医学纲目》中收录了大量明代以前的医学相关资料，其中不乏有现已散佚的相关医籍和珍贵史料，具有较高的文献学价值，对今后相关文献的辑佚工作有一定的帮助。同时，通过对其内容的量化分析，不难看出楼英的医学思想倾向，楼氏对丹溪学派与易水学派的文献引用最多，但其态度则是不偏不倚，以《内经》为本，博采众长。除了医学文献，楼英对文史方面也涉猎颇深，并能从卷帙浩繁的笔记文集之中挑选出所需片段，其儒学功底可想而知。另外，楼氏能在元末明初之际以一人之力完成一部征引了上百部文献的百万字级的医学巨著，不仅反映其家学渊源之深，也从侧面反映出当时书籍流通之便利。

附：《医学纲目》征引文献与书中简称对照表

表 5-1 《医学纲目》征引文献与书中简称对照表

文献名或医家名	书中简称	所在卷次
素问	素	1-7，9-31，34-35，37，39
灵枢	灵	1-2，4-25，27-29，31，36
难经	难	1-5，7-8，10，16-17，21-23，25，31
伤寒论 张仲景	仲	2-6，9-31，34-35
金匮玉函经	金匮	22，30
金匮要略	要，要略	19，39
中藏经 华佗	华	5，16，23-24，29
玄珠经	玄	4
脉经	脉	2-4，6，10-27，29-39
脉诀	脉诀	35

文献名或医家名	书中简称	所在卷次
范汪方	范汪	15，16
葛氏方	葛	15，17，23
肘后备急方	肘	5，10-11，13-17，19-22，25，27-29，33，35-36，39
小品方	小品	10
刘涓子鬼遗方	涓，鬼	18-20
针灸甲乙经	甲	5-7，9-29，31，34-38
药对·本草十剂	本草十剂	28
秦承祖灸鬼法	秦承祖灸鬼法	11，25
梅师方	梅	14，17-24，26-27，29
山居方	山	13-15，17，19-23，25-26，28-38
崔氏方	崔	13-15，20，23，25-26，28
兵部手集方	兵部	12，15，20，22-23，37
必效方	必效	25，34
食疗本草 孟诜	孟	10，16-17，19-20，23
经效产宝	产，产宝	11，14，22，34
食医心镜	食	10，12，14-17，20-24，26-29
本草拾遗 陈藏器	藏	21
古今录验方 甄权	古金录，古金录验，甄权	5，14，22
广济方	广	15-17，19-20，22，28-29，36-38
素问六气玄珠密语	密	6，17，20-21，30
黄帝明堂灸经	明，明堂	14，22，25，36-39
千金要方	千，千金	4，10-29，31，34-35，37
千金翼方	千金翼	17

文献名或医家名	书中简称	所在卷次
银海精微	银海	13
日华子诸家本草	日华	17–18，20，23–24
救三死方（唐）柳宗元	唐	25
外台秘要	外	5，10，12–22，24–25，27–29，31，33，35–37
集验独行方 韦宙	韦宙	19，28
四声本草、本草类略 萧炳	萧	17，37
张文仲灸经	张文仲	5，19，22–23
子母秘录	秘录	14，17，20，35，37–38
传信方	传信方	13，20
刘禹锡方	禹锡	15，19，20，22
食性本草 陈士良	陈士良	21
斗门方	斗	14–17，23，28，31，36–37
塞上方	塞上方	20
初虞世方	初虞世	20
伤寒微旨论 韩祗和	韩	32
孙兆（孙尚药）	孙	2，4，10，13，15–18，20–25，27–28，31–33
全生指迷方 王朝奉	王朝奉	32，37
重广保生信效方 阎孝忠	阎	36–38
铜人针灸经	铜人	8
普济本事方 许叔微	本，许	2，4–6，10–39
是斋百一选方	百一	11，17，19，21，26–27，33
博济方	博	13–14，17

楼英中医药文化

中篇 学术成就

文献名或医家名	书中简称	所在卷次
三因极一病证方论 陈无择	三因，无，无择	2，5，11–25，27–29，31–32，35–39
伤寒明理论 成无己	成	11，16–17，27，30–32
小儿痘疹方论 陈文中	陈士良	21
本草图经	草	27–29，35
妇人大全良方	大	5–6，10–17，20–25，27–28，31，33–35
外科精要	精要	2，18，20
杜壬医准	杜	13–16，22–25，36
类证活人书	活	30，37
太平惠民和剂局方	和剂，局	4–6，10–11，13，16–17，20–21，23，25–26，34，38
太平圣惠方	圣	10–17，19–29，31，34–35，37–39
严氏济生方	严，济	5，11–13，17–21，29
集验方	集	10，17，20，23，27–28，31，35
秘传眼科龙木论	龙木论	13
仇池笔记 苏轼	苏	18
梦溪笔谈 沈括（沈存中）	沈存中	20
灵苑方	灵苑	14–15，17，19，35
太平广记	太平广记	23
本草衍义	衍义	4–5，10，12–15，17，19–20，25–28，30–31，33–37
易简方	简	10，13–14，16–17，19–20，23，27–29，34–35，37
杨氏家藏方	杨氏，杨氏家藏	11，19，29，35，39

文献名或医家名	书中简称	所在卷次
仁斋直指方论	直，直指	14，31，37
（乘闲）集效方	乘闲	27
病机气宜保命集	保	4-6，10-11，13-31，33-35，37
张元素（易老、洁古）	易，易老，洁，洁古	3-5，10-18，20-30，32-39
刘完素（河间）	河，河间	4，6，10-17，19-24，27，29，37
李杲（东垣）	垣，东垣	1-7，9-30，32-39
张从正（子和）	子和	4，6，10-26，28-29，34-37，39
子午流注针经	流注	27
卫生宝鉴 罗天益	罗	4-6，9-31，33-36，38-39
王好古（海藏）	海，海藏	1-7，9-39
标幽赋 窦默	标幽，窦	5，7-8，12-14，25，35
朱震亨（丹溪）	丹，丹溪	1-6，9-39
泰定养生主论 王珪（洞虚子）	洞虚	21
澹寮集验秘方	澹寮	39
瑞竹堂经验方	瑞，竹，瑞竹	13-17，19-20，24-25，27，29，34
世医得效方	世	4-6，10-29，31，34-39
御院药方	御院药方	37
心印绀珠经	心	4，11-14，17，21，23，26，34
云岐子保命集论类要	云	4-6，10-12，14，16-17，19，21-28，30-39
扁鹊神应针灸玉龙经	玉	5，10-17，20-29，34-35
针灸摘英集	摘英	5，10-17，21-25，27-32，34-35

文献名或医家名	书中简称	所在卷次
水丘道人紫庭治瘵秘方	紫庭	5
增广和剂局方药性总论	药性论	18
（以下为存疑项）		
	桑君	6
	补遗	18
	撮要	5，12–13
	产书	35
	怪穴	22
	古金录	15
	经验方，经验	5，17–20，24
	类要	21
	乔町	14
	石	5
	胜金	17，20
	图经	10，18，27，35
	汤	33，36–39
	田	33，36–39
	选	5
	溪	14
	验	28
	杨	20，23，37
	张炳	37
	集，集成	10–17，20–23，25，27–32，34–35

五、伟大创新

除了保存了大量金元时期医学文献的价值以外，《医学纲目》的伟大创新主要是理论创新，中国中医科学院黄龙祥教授从创新方法、创新贡献、创新接受度、创新启示等多个方面阐述了楼英的伟大理论创新。本书择要进行介绍，为准确反映黄教授的学术观点，引用原文，尊重原貌，不进行修改。

黄教授认为，传世本《素问》《灵枢》被视为中医学理论体系的第一次构建，晋代皇甫谧又以此两部医经并《黄帝明堂经》为素材，完成了中医学理论体系的第一次重构，这次重构的成果《针灸甲乙经》在唐宋国家医学法令中被规定为医科学生的必修"大经"，在今天仍被视为针灸学经典。与现代中医高等院校中医统编教材"中医学概要""中医学"性质相当的医学经典则是第二次中医理论体系重构的成果——《医学纲目》，这是楼英最大的贡献，也是《医学纲目》的最大价值所在。此次系重构的重大理论和方法创新主要体现在以下几方面。

第一，基于统一的理论框架，实现了针方与药方的整合，使得二者在一个统一的理论平台下流畅运行，完成了中医学理论体系一次完整的重构。

第二，构建了更合理的疾病分类体系。在概念辨析的基础上，结合当时的临床实际进行合理且合乎实际的疾病分类，为明以后的医学全书所遵从。

第三，深化了病因病机的认识。楼英在病因病机方面提出许多真知灼见，成为后世遵循的规范，不仅医书取法于《医学纲目》，乃至本草书论病机也都遵从楼英之说，例如清代郭佩兰《本草汇·凡例》明言："惟病机则从娄全善《医学》增入焉。盖病机不辨，将药性安施，无非善全其用也，合是数者而临证不难矣。"

第四，构建了一套切合临床实际的诊疗规范。楼英认为人之血气犹如天之阴阳，气失其平则为疾，"故诊病者，必先分别血气、表里、上下、脏腑之分野，以知受病之所在；次察所病虚实寒热之邪以治之"（《医学纲目·序》）。中医的治疗原则须根据疾病的虚实寒热而定，而楼英通过临床诊疗的典型实例，说明辨疾病的虚实寒热须具体落实到血气、表里、脏腑才有实际意义。这是一种以阴阳为总纲，病位与病性相结合的辨证模式，比"阴阳、表里、寒热、虚实"八纲辨证更实用，更符合临床实际。疾病的诊疗如果不落实到血气、脏腑、经脉则难拟针对性的处方。如果将楼英辨证纲要中的"上下"改成"经脉"，则融八纲、血气、脏腑、经脉辨证要素于一体，而更具普适的临床指导意义。

第五，创新了中医学专著的编撰形式。今天的中医针灸教科书的编撰常有总论、各论之分，各论的病证诊疗各篇又按内容的层次设立类目，常见的形式为"概述""病因病机""辨证治疗""其他疗法""文献摘录"等。现代中医教科书的这一编撰形式是从什么时候由谁创用？熟悉本草学的人一下子就会想到名气很大的《本草纲目》，其实这一编撰体例早在李时珍之前的《医学纲目》就创立了。

第六，实事求是的精神，实证检验的方法。楼英理论体系重构根于《灵》《素》元法，博采先贤名方，但他对于医经之说、先贤之论不盲从，不文过饰非，而是以理推之，以实践验之，以定是非，以求其真。在具体做法上主要有三种形式。其一，对于经文、经方以医理证之，凡可验于实践者则实证之；其二，对于不可解之经文和经方不强解，不妄义，而是存疑待考，这种处理方式在书中随处可见，充分体现了楼英"知之为知之，不知为不知"的实事求是的科学态度；其三，对于难以纳入其重构的理论框架中的前人奇方异治也不是采用削足适履的方式简单丢弃，而是摘其要者归入"杂方"目下，或立"奇病"专篇以录当时医学知识尚不能解释的病证，如此处理，既保证了理论体系的自洽，又为后人的再创新预留了宝贵的素材。

（一）概念辨析

楼英在概念辨析上下了比较大的功夫，一个重要的目的在于构建出更合理、实用的疾病分类体系。正是由于精准、明晰的概念考辨和规范表达，才使得《医学纲目》的疾病分类体系能超越前人，启迪后世，并为今天的中医临床所遵从。

例如今天的针灸人皆知面瘫有中枢性和周围性两种，针灸的优势病种是后者；然而在明以前中医书中口眼㖞斜只是中风病的一个症状，正是楼英将不伴有半身不遂的口眼㖞斜从中风病中分出作为一个独立的病证。

再如楼英对小儿惊风从症状上进行概念的辨析，身热力大为急惊，身冷力小为慢惊，扑地作声、醒时吐沫者为痫，头目仰视者为天吊，角弓反张者为痉。

（二）纲目结构

《医学纲目》是历史上首次将中医学理论体系与临床诊疗体系有机整合为一个统一体系的理论创新之作。为了使这一理论体系重构的巨著层次分明，达到"巨细毕举""详略通贯"的设计目标，楼英专门探索了一种全新的"纲目"结构的叙述方式。全书分为总论、各论两大部分，结构分为三级：部 – 门 – 支门。卷一至卷九"阴阳脏腑部"共由七篇"通论"构成，展现楼英重构的中医学理论框架，为全书的总论。卷十至卷三十九各论病证诊疗则按脏腑部、伤寒部、妇人部、小儿部论述。在具体的纲目设置上，"部"下分"门"，又谓之"纲"；"门"下再分"支门"，谓之"目"。"门"又有"上""下"之分，皆以《内经》之元法为"上"，后贤之续法为"下"，如总论"穴法上""穴法下"是也。卷十至卷三十九各论"门"下病证又统一按若干类目叙述，完整的类目分为"大法""辨证方""运气""杂方""针灸上""针灸下""诊"七项，若加上篇首的病证概念辨析（无标题）则为八项。此级类目见于书前的"医学目录"，又见于正文栏之上栏。《医学纲目》明建阳刻本全书在总体编排上以正文框内"纲"为主线，以栏上"目"为辅线，将全书的理论与临床各部连成一个环环相扣的有机整体。书前另撰有"纲"之目录曰"医学总纲"，"目"之目录曰"医学目录"，全书名曰"医学纲目"也寓有此义。

（三）《内经》新解

楼英在《灵枢》《素问》校注上超越前人之处主要体现在以下几点。

第一，衍文、错简、脱文的校补。以往校注《素问》《灵枢》者，对于经文的衍文、错简、脱文鲜有考证，而楼英却将考察经文的衍、倒、脱之误作为医经阐释的前提，如其自序所说"凡经有衍文、错简、脱简者，一以理考而释正之"。书中所举大量的校改实例，虽不能说完全正确，但至少为后人解读《灵枢》《素问》提供了新思路和新视角。

第二，对经文真义，特别是与临床密切相关的诊法、刺法经文的阐释，多发前人之所未发。例如《灵枢·刺节真邪》所载最古老的刺法标准"去爪"法经文，明以前历代注家皆不能解。楼英以其丰富的针灸临床经验，以及对古今刺法文献的精熟，一眼看出当时针灸临床应用的筒针放水术正是出自《灵枢》"去爪"针术，并旁征博引，验之于临床，对这一古老针术的本义及后世应用进行了层层递进式的发掘，最终让这一被岁月冰封的古老针术得以完整呈现。这样精妙的医经解读实例在《医学纲目》比比皆是。又如《灵枢·经筋》所载的经筋学说，由于诊筋法的失传，以及后世对经文所述经筋病证及治疗原则的不解，致经筋学说自唐以后渐渐走向了名存实亡的状态，正确解读《经筋》篇，确认经筋的典型病证并与经脉病候相区别者，楼英一人而已。"癫疝"是经筋病的主要病证之一，《医学纲目·卷十四·癫疝》论《灵枢》《素问》刺灸癫疝四法曰："其四取足阳明筋。经云足阳明之筋，聚于阴器上腹。其病转筋，髀前肿，癫疝，腹筋急，治在燔针劫刺，以知为数，以痛为输是也。是于转筋痛处用火针刺之也。"千百年来明确以经筋学说解刺癫疝者唯有楼英；单纯面瘫的主要病机是寒中筋，病在经筋，治当以筋刺法刺筋急，或配合以熨法和灸法，明确指出这一点的仍然是楼英。随着《难经》倡导的独取寸口脉法的盛行，《素问》记载的更适合针灸诊疗的三部九候诊法隐而不彰，唯有楼英独具慧眼，旗帜鲜明地指出"后世但诊寸、关、尺之三部，湮晦其足手面之三部，为大失也"。其他如对《灵枢·官针》"恢刺"、对《素问·调经论篇》五脏虚实补泻刺法、《素问·缪刺篇》刺痹针法等经文的精准阐释，皆发前人之所未发也。

第三，对运气学说的补注与发挥。楼英解医经、释病机颇重运气，其于各篇病证下专设"运气"条目以探病因病机，例如卷十"口眼㖞斜"篇运气条曰："口眼㖞斜者，多属胃土。风木不及，金乘之，土寡于畏也……故目㖞斜者，多属胃土有痰。治法宜辛温泻金之短缩，平土之湿痰也。"楼英又以《内经》论运气，有常气，有变气，而王冰注文释经无定纪之变气，故楼英别撰《内经运气类注》以补王冰之缺，附于《医学纲目》书后，与正文病证下"运气"条下内容详略互参。

第四，在形式上注重图解。采用图解的方式是楼英解《素问》《灵枢》的一大特色，例如注《灵枢·五色》经文，以图标注脏腑色部所在，形象明了远胜于文字表达，而于《内经运气类注》注解五运六气经文对图解的应用更多，图形设计也更有创意，充分发挥了图解的优势。

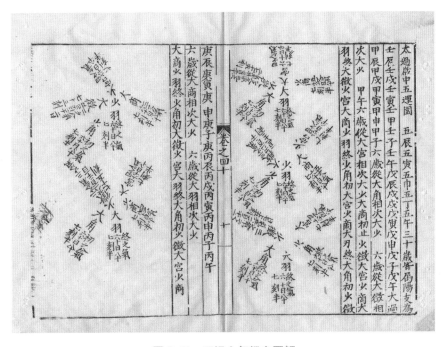

图 5-11　五运六气经文图解

第五，实事求是，求真守正的精神。虽然楼英以其对古今刺法文献的精熟及丰富的针灸临床经验，破解了一个个前人未解的医经难题，但对于其暂不能解的经文，乃至经文的注文，则既不轻易放过也不妄议强解，而是坦白直言"其义未详"。将有必要解释而自己暂不能解读的经文标明"其义未详""未详是否"，无异于立起一个个靶子，可以吸引后来者攻关破解，因为楼英坚信"必有能知之者"。随着一个个"其义未详"被破解，学术也将不断进步。也许有人会困惑不解，将自己不懂的地方标注出来，这有何难？系统研究楼英留下的那一个个"其义未详""未详是否"路标之后，才能真正体会这四字的重量。例如两条标注"未详是否"的王冰注文，经研究证明皆为王冰误注，当年楼英显然已察觉其有误，只不过一时没有找到可靠的证据证明其误而已。这种实事求是、存疑求真的精神最为可贵，在今天更值得提倡。

（四）针灸新论

作为一部中医学理论体系创新之作，针灸在《医学纲目》中占了相当大的篇幅，不仅总论如此，各论同样如此，有的篇章甚至通篇为针灸，例如卷二十八"脊痛脊强"篇。

楼英不仅在理论有远见卓识，在临床经验上也不输于一般的针灸专家，其针灸新观点、新发现、新方法主要体现在以下几方面：第一，对《内经》针灸理论的系统梳理和精辟概括，归纳总结针灸选穴设方的规律；第二，对古典刺法的阐释和发挥；第三，对穴法的考证。

1.《内经》刺灸

试从《医学纲目》总论和各论各举一例说明楼英对《内经》针道的阐释和发掘之功。

其一，刺分真邪。真气自病以荥输为穴；外邪入客以邪至处为穴。

其二，刺邪分新久。邪初感与真气已相合之法，诊三部九候如涌波者取之；邪感久与真气已相合之法，诊三部九候独盛者取之。

其三，十五络。通验十五虚实，实必脉露，虚必脉陷。

其四，缪刺络。缪刺多取井穴，缪刺多取血络。

其五，论针灸之要。自篇首至此（《灵枢》"九针十二原""小针解""官针""终始"，《素问》"宝命全形""离合真邪""八正神明"，《难经》七十七难），乃察病用针切要一旨。学人当潜心体认之。医而不知此，妄人也。噫，今世稍知穴法，便因骄满，由不知粗守形、上守神之语故也。

以上是《医学纲目》总论"针灸通论"楼英对《内经》针论阐发的片段，若非对《灵枢》《素问》研读至精，不可能有如此精准的解读和独到的见解。

再以《医学纲目·卷十四·癞疝》"针灸"条目为例看楼英对《内经》

针道的阐发。

《内经》刺灸癫疝共四法：

其一，即此篇文（《灵枢·刺节真邪》）所谓铍石，取睾囊中水液者是也，其法今世人亦多能之。睾凡囊大如斗者，中藏秽液，必有数升，信知此出古法也。

其二，取肝。经云足厥阴之脉，是动则病，丈夫癫疝，妇人小腹肿是也。是于足厥阴肝经，视盛虚热寒陷下，而施补泻留疾与灸也。

其三，取肝之络。经云足厥阴之别，名曰蠡沟，去内踝五寸，别走少阳，其别者，径胫上睾，结于茎。其病气逆则睾肿卒疝，取之所别是也。是以内踝上五寸贴胫骨后近肉处蠡沟取之也。

其四，取足阳明筋。经云足阳明之筋，聚于阴器上腹。其病转筋，髀前肿，癫疝，腹筋急，治在燔针劫刺，以知为数，以痛为输是也。是于转筋痛处，用火针刺之也。

以上第二、第三条论足厥阴主疝。在楼英之前，张从正有专论"疝本肝经宜通勿塞状"阐发《内经》足厥阴主疝之旨，楼英从其说而揭其法。第四条阐发足阳明经筋主疝，则楼英为第一人也。最值得一提的是第一条，破译了《灵枢·刺节真邪》所载刺法标准"五节"刺中最古老的针刺标准"去爪"法之秘，一语道破此法真义"所谓铍石，取睾囊中水液者是也"，且明言明代治疗"囊大如斗者"针术即出自此《内经》古法，又于本篇辑录了此法的后世应用名方"治偏坠，当外肾缝，沿皮针透即消"，在别篇又辑录了"筒针放水术"这一古老刺法的佚存，并注明直到明代还有确切的临床应用。

《内经》的针术若非楼英的慧眼发掘，恐怕至今仍深藏于故纸堆中而不为人知。通过楼英的悉心考察复原，一个个破碎、扭曲、模糊的古典针术再次清晰呈现。这样精妙的解经实例在《医学纲目》中随处可见。楼英对《内经》刺法针方发掘之深、阐释之精、发挥之妙、贡献之大，古今医家无出其右者。

2. 刺法新论

睛明二穴，一名泪孔，在目内眦，手足太阳、少阳之名，五脉之

会，针入一寸五分。留二呼，不可灸（甲乙刺入六分）。(《医学纲目·卷八·穴法下》)

睛明穴针刺深度，针灸古籍多曰"一分半"，《铜人腧穴针灸图经》作"一寸五分"，王执中认为"一寸"为"一分"之误，后人遂不敢深刺。楼英采用的是"一寸五分"深刺法，需要胆大心细，手法纯熟。此注不论是楼英自身的经验，还是辑录他人的经验，皆可贵。

针灸喘不得卧，天突穴甚效，予治数人皆中。(《医学纲目·卷二十七·喘不得卧》)

刺天突穴要达到"甚效"的针效，对针工的技法要求较高，非训练有素者不能为，即使用今之富有弹性的不锈钢毫针操作也需要有娴熟的手法。楼英刺数人皆中且"甚效"，足见其针法非同一般。

从卫取气者，谓浅内针，待卫气至，却渐推内进至深也。从荣置气者，谓深内针，待荣气至，却渐动伸退至浅也。盖补者针入腠理，得气后渐渐作三次推内，进至分寸，经所谓徐内疾出，世所谓一退三飞，热气荣荣者是也。泻者宜针入分寸，得气后渐渐作三次动伸，退出腠理，经所谓疾内徐出，世所谓一飞三退，冷气沉沉者是也。(《医学纲目·卷七·针灸通论》)

今人论"一退三飞""一飞三退"补泻针法多引《针灸大全·金针赋》之文，殊不知《医学纲目》楼英的阐释不仅年代更早，而且描述针法的具体操作也最详细，特别是阐明了后世的这一补泻刺法与《内经》"徐疾补泻"、《难经》"营卫补泻"的源流关系。

又，对"迎随补泻"的源流考察，以及对《眼科龙木论》"金针开内障大法"临床应用规律的总结皆发前人之所未发，充分体现了楼英深厚的文献功底和丰富的针灸临床经验。

3. 腧穴新论

论腧穴重五输、原、合。《医学纲目》总论"穴法"篇，首论经络、脏腑之五输、原、合，再自上而下分部分行论穴。这样的排穴法，一方面是体现《内经》的经穴观，另一方面也反映了楼英的学术思想，他认为"五脏腧二十五穴，六腑腧三十六穴，并巨虚上六十四腧，实切要之法也。凡五脏六腑有病，皆此六十四穴主之。其太渊、大陵、太冲、太白、太溪，为五脏之原。其三里、巨虚、上下廉、委中、委阳、阳陵泉，为六腑之合，又切要中之切要，而医所最当先者也"（《医学纲目·卷八·穴法上》）。

委阳穴定位考辨。千百年来校注《灵枢》的所有注家中，正确解读委阳穴定位者，楼英是唯一一人。如果没有楼英慧眼独具，《灵枢》载录的"委阳"这一要穴恐怕就会走向名存实亡的命运。

论骨度折量取穴法。今人采用骨度折量取穴皆知不同部位的腧穴需要用不同分部的骨度标准折量，最早明确、完整指出这一点的正是楼英。

（五）疫病新见

疫病非楼英最擅长，选疫病为例是考虑在当下新冠疫情刚过的特殊背景下，读者更容易理解《医学纲目》理论创新的意义和价值。

楼英在《医学纲目》设有"瘟疫"专篇，其独特的重大贡献有以下几点：

1. 对疫病给出了明确的定义，将"瘟疫"从广义伤寒之"温病""风温""冬温"等区别开来，成为独立的病证。

2. 基于亲身实践及前人经验，构建了瘟疫的诊疗框架，倡导疫病防控群体治疗与个体诊疗相结合的模式。

3. 从先贤名方中筛选出疫病预防和治疗的通用方及辨证论治方。

【定义】

一岁长幼病相似，为瘟疫。（《医学纲目·卷三十三·四时伤寒不同》）

是以一岁之中，长幼之病多相似者，为时行瘟疫病也。（《医学纲目·卷三十三·一岁长幼疾状相似为瘟疫》）

楼英明确将"一岁之中，长幼之病多相似"的流行病从广义"伤寒""热病"中独立出来，作为一个独立的病种——瘟疫，从先贤名方中筛选出寒、热两组通治方和防疫方作为常规治疗方案。又举出两种具体的病证，以示辨证施治的诊疗之法。

大头痛：头痛如肿，大如斗是也。大率多是天行时疫。（《医学纲目·卷十五·大头痛》）

喉痹：乡村病皆相似者，属天行运气之邪。(《医学纲目·卷十五·喉痹》)

大头痛"以感天地四时非节瘟疫之气所着，以成此疾。至于溃裂脓出，而又染他人，所以谓之疫疠也""亲戚不相访问，如染之多不救"；又"乡村病皆相似"之喉痹，皆与上述"瘟疫"的定义相符，故归于瘟疫病，而与一般的头痛和咽喉痛相区别。或由于楼英认识此"喉痹"病的时间还太短，而尚未来得及给出一个专用的病名。后世有名曰"风毒喉痹""白缠风"者与此病相关。

200 多年后，作为中医疫病学诞生标志的明末吴又可的《瘟疫论》同样将上述两种疾病归入时行温病，一名曰"大头瘟"，一名曰"虾蟆瘟"。

【诊疗】

《医学纲目》卷三十三"瘟疫续法"篇，楼英辑有治疗和预防瘟疫的通用方。

瘟疫通治方（偏表偏寒型）

方一：老君神明散治瘟疫（药味、剂量从略）缝绢袋盛之带，居间里皆无病。若有疫疠者，温汤服方寸匕，覆取汗，吐则瘥。若经三四日，抄二寸匕，以水一碗，煮令大沸，分三服。

方二：圣散子败毒散（药味、剂量从略）。时毒流行，用圣散子者，一切不问阳阴两感，连服取瘥，不可与伤寒比也。若疾疫之行，平旦辄煮一釜，不问老幼良贱，各一盏，实时气不入。

（楼英注）上二方治疫，虽不分阴阳，然亦寒多、表多者宜之。

瘟疫通治方（偏里偏热型）

方一：众人病一般者，是谓天行时疫，有宜补宜散宜降方。

大黄、黄芩、黄连、人参、桔梗、防风、人中黄、滑石、香附各等分

上曲糊为丸，每服五七十丸，分气、血、痰，作汤使送下。气虚，四君子汤送下；血虚，四物汤送下；痰多者，二陈汤送下；热甚者，用童便和前药同送下。

方二：粪清，腊月截淡竹，去青皮，浸渗取汁。治天行热、喉中毒，并恶疮、蕈毒。取汁浸皂角、甘蔗，治天行热疾。

方三：解一切灾病。用粉草五两，细切，微炒，量病人吃得多少酒，取无灰酒一处研，去渣温服。须臾大泻，毒亦随出，十分渴，亦不可饮水，饮水难救。

（楼英注）上三方，热者多、里者多宜之。

防疫方：雄黄丸（药味并剂量从略），治时疾不相染。

五首通治方虽皆用于瘟疫的防治，但楼英于前二方下注曰"寒多、表多者宜之"，后三方下曰"热者多、里者多宜之"，仍兼顾了中医辨证论治的原则。

【示用】

对于瘟疫的具体病证"大头痛"和"喉痹"的诊疗，楼英更突出辨证施治。试以载有楼英治验的《医学纲目·卷十五·喉痹》诊疗为例说明如下。

喉痹恶寒者，及寸脉小弱于关尺者，皆为表证。宜甘桔汤、半夏桂枝甘草汤，并寒热发散之。若水浆不得入口者，用解毒雄黄丸四五粒，以极酸醋摩化灌入口内，吐出浓痰，即服之。间以生姜自然汁一蚬壳噙下之，神效。按喉痹恶寒者，皆是寒折热，寒闭于外，热郁于内，姜汁散其外寒，则内热得伸而愈矣。切忌胆矾酸寒等剂点喉，反使其阳郁结不伸；又忌硝黄等寒剂下之，反使其阳下陷入里，则祸不旋踵矣。

喉痹，乡村病皆相似者，属天行运气之邪，治必先表散之，亦大忌酸药点之，寒药下之，郁其邪于内不得出也。

洪武戊辰春，乡村病喉痹者甚众，盖前年终之气，及当年初之气，二火之邪也。予累用甘桔汤，加黄连、半夏、僵蚕、鼠粘子根等剂发之。夹虚者，加参、芪、归辈。水浆不入者，先用解毒雄黄丸，醋磨化之灌喉，痰出，更用生姜汁灌之，却用上项药无不神验。若用胆矾等酸寒点过者，皆不治，盖邪郁不出故也。（此楼英治验明建阳刻本载有目录，而正文脱落，今据明曹灼刻本《医学纲目·卷十五·喉痹》补录）

楼英基于丰富的临床诊疗经验和敏锐的学术洞见，发现疫病与常见病有着不同的诊疗规律，故在诊法和治疗皆另立专篇"诊一岁病证相同""四时伤寒不同""一岁长幼症状相似为瘟疫""瘟疫续法"。厘定的瘟疫通治方分"寒""热"两型。又,其治疫病"喉痹",据脉症辨为表寒里热,"治必先表散之",治以发表清热消肿之法,方以仲景甘桔汤加减。并反复告诫"大忌酸药点之,寒药下之"。楼英给出的瘟疫防治方案继承和发扬了《内经》在传染性疾病诊疗中示范的群体治疗的通用方与个体诊疗的辨治方相结合的防治模式,这一模式也在今天的新冠疫情防治中发挥了重要作用,再一次经受了更大规模的实践检验。同时解开了长期困扰今天中医人的两大争论——伤寒与温病之争,以及群体治疗通用方与个体诊疗辨证方之争。此外,楼英拟定的疫病群体防控方案还兼顾了疾病性质与病人体质差异的不同特点,也颇值得今天的疫病防治借鉴。

600多年前楼英在瘟疫防控上的超前思维和成功实践,为明末疫病学的诞生奠定了坚实的理论与实践基础。经历了新冠疫情中医诊疗的探索之后,中医人更能体会到楼英的卓识,若无在短时间内成功救治大量同类病人的经验,不可能有此高见。

以上几方面实例所展现出的并非楼英最擅长领域所达到的高度,尽管如此,前述的例子为我们评价《医学纲目》在整个中医学理论体系中的地位提供了更有说服力的依据。在600多年前楼英抓住机遇,在理论体系的创新上做出全方位的贡献,创造了后人难以超越的奇迹,并非偶然。像楼英这样各科专业如此全面且达到一流水平的医家,不敢说前无古人,至少在楼英之后的600多年未之见也。楼英如果写一部针灸学的专著,价值一定远超今天名气最大的《针灸大成》;同样,如果写一部伤寒专著、一部妇科专著、一部儿科专著、一部疮疡专著,皆能垂范后世,启迪当代。事实上明清的许多专科名著都受惠于《医学纲目》。然而楼英倾注全部的智慧和毕生的精力于中医理论体系的系统重构,完成了意义最大、难度也最大的理论体系重构工作,首次实现了基于统一理论体系下的针方与药方知识体系的整合,一部现代意义上的"中医学"经典由此诞生。

毫无疑问,楼英对中国医学史做出了重要贡献,理应与浙派中医朱丹溪、王孟英、张景岳、杨继洲等名家并驾齐驱。

第六章 《运气类注》

《仙岩楼氏宗谱·全善公列传》载"全善公讳公爽，行公十六……复归旧庐，炼丹著书，有《医学纲目》《内经运气》《江潮论》《参同契》《仙岩日录》诸集"。《全善先生楼府君墓铭》载"著《内经运气类注》四卷，《医学纲目》三十九卷，《参同契药物火候论释》如干篇，《仙岩日录杂效》如干篇，皆平生精力所造，有明验者传于世"。提到楼英的第二部著作《内经运气类注》四卷，《内经运气类注》未见单行本传世，均附刻于《医学纲目》。

运气学说是古人研究人体健康、疾病和生存环境的关系，研究天象、气候、物候和病候之间生态关系的一种学说，涉及天文、历法、物候、音韵等知识。内经运气七篇包括《天元纪大论篇》，论运气之全体；《五运行大论篇》，论五运之全体；《六微旨大论篇》，论六气之全体；《气交变大论篇》，论气运交互而变化，生生化化万物立；《五常政大论篇》，论五运之大用；《六元正纪大论篇》，论六气之大用；《至真要大论篇》，论制方、病机和治法理论。

曹灼本《内经运气类注·目录》包括"运气总论、南北政、六节盛衰、盛衰正变、岁步终始、升降交接、胜复盈虚、运气应人、药应阴阳、岁味岁谷、逆从反佐、内外调治、治先岁气、约方、气至太过不及占、应时应化占、动乱郁法占、地理占、正变淫胜胜复占、释亢则害、释病机"等内容，另外《医学纲目》前九卷为阴阳脏腑部，从卷十肝胆部始，到卷三十九小儿部，均有"运气"条，"运气"条下有"并见《运气类注》""全文见《运气类注》"等夹注，这里的《运气类注》就是指《内经运气类注》。

曹灼本卷四十《内经运气类注》正文包括《五运六气总论》《内经运气类注序文》，后有《运气占候补遗序》《医学纲目运气占候》（包括《五运气至之占》等 15 篇内容）等，为邵伟元增补，非楼英原文。

《内经运气类注》是楼氏将《素问》七篇大论的内容逐段注解之书，因楼氏善《易》，所以对运气条文的解读颇为独到，除了文字叙述外还绘制了若干图像帮助读者理解。

在《内经运气类注》序文中，楼氏以简洁直白的语言概述了运气学说的核心内容：气流行于天地之间，有化有变。其化表现在人身上则为生育，其变表现在人身上则为疾病死亡。而运气正是上古圣人"参天地赞化育"用以描述天地之气变化规律的一门学说。但因为《内经》文辞简奥，广大精微，运气学说难以被广泛流传，长此以往，使运气学说成为一门边缘化的学说，少有问津者。

这里特别说明一下，明建阳刻本的《医学纲目》的《医学总纲》提示卷四十为运气部（另见运气类注），目录中卷四十为"运气部"，但卷四十正文的标题为"内经运气类注"，除此之外还有四卷目录，其中卷四十目录包括"五运六气通论、五运之常、平气之常、地理之常、主岁当数、五运之变、太过之变、不及之变、动乱之变、六气之常、太阳之政、阳明之政、少阳之政、太阴之政、少阴之政、厥阴之政"；卷四十一目录包括"六气之变、天气淫胜、地气、邪气反胜、六气相胜、六气之客、客主之胜"等。建阳本《内经运气类注》正文共分两卷，卷四十为六气之常，卷四十一为六气之变，从目录来看，缺了五运六气通论、五运之常和五运之变等内容，其他内容与曹灼本《内经运气类注》完全不同，而且卷四十版框也有所不同，均为单栏，四周单边，12 行。因此，明建阳刻本第四十和四十一卷《内经运气类注》与曹灼本卷四十《内经运气类注》完全不同（见表 6-1），两本差异的原因值得我们进一步研究。

表 6-1　曹灼本《内经运气类注》与
建阳本《内经运气类注》目录及内容比较

曹灼本《运气部》目录	建阳本《运气部》目录
运气总论	五运六气通论
南北政	五运之常
六节盛衰	平气之常
盛衰正变	地理之常
岁步终始	主岁当数
升降交接	五运之变
胜复盈虚	太过之变
运气应人	不及之变
药应阴阳	动乱之变
岁味岁谷	六气之常
逆从反佐	太阳之政
内外调治	阳明之政
治先岁气	少阳之政
约方	太阴之政
气至太过不及占	少阴之政
应时应化占	厥阴之政
动乱郁法占	六气之变
地理占	天气淫胜
正变淫胜胜复占	地气
释亢则害	邪气反胜
释病机	六气相胜

曹灼本《运气部》目录	建阳本《运气部》目录
正文：卷之四十:《内经运气类注》五运六气总论共五十三叶	六气之客
正文最后一册：内经运气类注序文，版心：医学纲目运气前序	客主之胜
以下为邵伟元增补，非楼英原著 运气占候补遗序，版心：医学纲目遗序	正文：内经运气类注卷之四十：六气之常 内经运气类注卷之四十一：六气之变
五运气至之占，版心：医学纲目运气占候	本书作者注：正文缺"序、五运之常、五运之变"
五运太过之占	
五运不及之占	
复气应时占	
五星应化占	
五气动乱占	
五气郁发占	
地理高下左右占	
六气正变占	
在泉淫胜占	
司天淫胜占	
占六气之胜	
占六气之复	
释亢则害承乃制	
释病机十九条	

瘧
萬金丹　草菓飲　露星散
小柴胡湯　青皮湯　養胃湯
鬼哭散　鱉甲飲子　大腹皮湯
四獸散　截瘧丹俱本條
繼病
龍膽湯本條
卷之四十　運氣部
運氣總論　南北政　六節盛衰　盛衰正變
歲步終始　升降交接　勝復盈虛　運氣應人
藥應陰陽　歲味歲穀　逆從反佐　内外調治
治先歲氣　約方　氣至太過不及占
應時應化占　動亂辯法占
醫學綱目目録　十三
地理占　正變淫勝勝復占　釋亢則害
釋病機
醫學綱目目録終

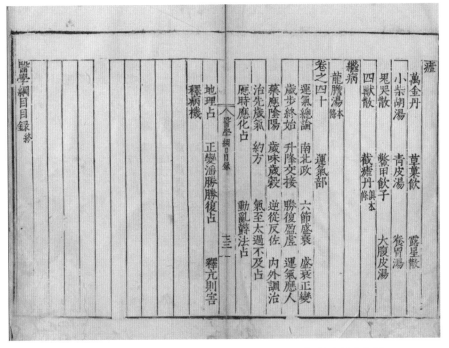

图 6–1 《医学纲目》杭州图书馆明嘉靖四十四年曹灼刻本目录

醫學綱目卷之四十　内經運氣類註
五運六氣總論
論運氣相合而有盛虛損益之變
黃帝問曰天有五行御五位以生寒暑燥濕風人有五藏
化五氣以生喜怒思憂恐論言五運相襲而皆治之終期
之日周而復始予已知之矣願聞其與三陰三陽之候奈
何合之鬼臾區再拜稽首對曰昭乎哉問也夫五運陰陽
者天地之道也萬物之綱紀變化之父母生殺之本始神
明之府也可不通乎故物生謂之化物極謂之變陰陽不
測謂之神神用無方謂之聖夫變化之爲用也在天爲玄
在人爲道在地爲化化生五味道生智玄生神神在天爲
風在地爲木在天爲熱在地爲火在天爲濕在地爲土在
天爲燥在地爲金在天爲寒在地爲水故在天爲氣在地
成形形氣相感而化生萬物矣然天地者萬物之上下也
醫學綱目卷四十　一
左右者陰陽之道路也水火者陰陽之徵兆也金木者生
成之終始也氣有多少形有盛衰上下相召而損益彰矣
帝曰願聞五運之主時也何如鬼臾區曰五氣運行各終
期日非獨主時也帝曰請問其所謂也鬼臾區曰臣積考
大始天元冊文曰太虛寥廓肇基化元萬物資始五運終
天布氣真靈總統坤元九星懸朗七曜周旋曰陰曰陽曰
柔曰剛幽顯既位寒暑弛張生生化化品物咸彰臣斯十
世此之謂也天元紀大論
此一章論五運六氣之端變化盛虛之始也五運者地
之木火土金水治政令於内者也三陰三陽者天之風
熱濕燥寒治政令於外者也帝問五運相襲而治者其
與三陰三陽外治之候如何合之鬼臾區答五運陰陽
之治乃天地之道萬物之綱紀變化之父母生殺之本

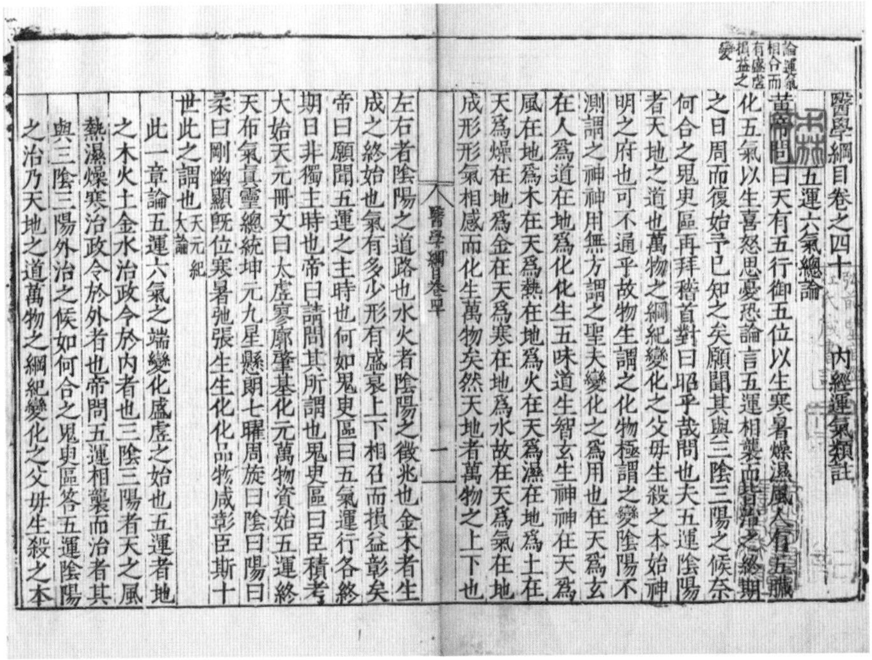

图 6–2 《医学纲目》杭州图书馆明嘉靖四十四年曹灼刻本正文

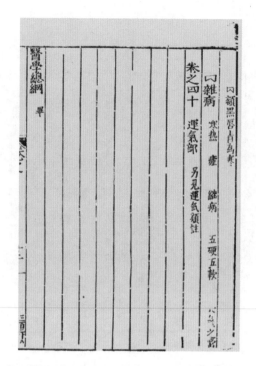

图 6-3 《医学纲目》浙江省中医药研究院明建阳刻本影印本总纲

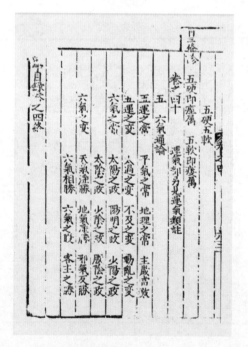

图 6-4 《医学纲目》浙江省中医药研究院明建阳刻本影印本目录

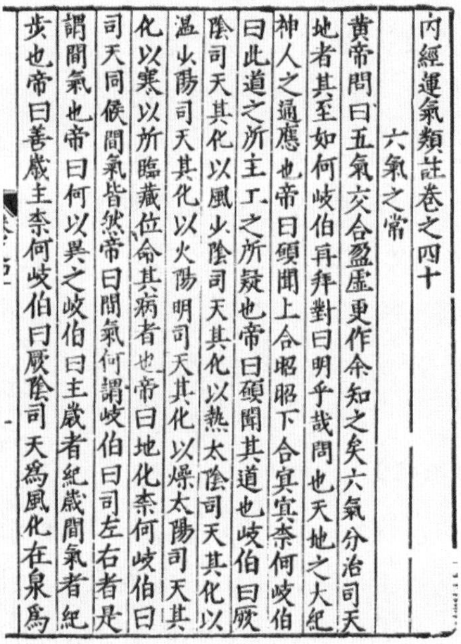

内經運氣類註卷之四十

六氣之常

黄帝問曰五氣交合盈虛更作余知之矣六氣分治司天
地者其至如何岐伯再拜對曰明乎哉問也天地之大紀
神人之通應也帝曰願聞上合昭昭下合冥冥奈何岐伯
曰此道之所主工之所疑也帝曰願聞其道也岐伯曰厥
陰司天其化以風少陰司天其化以熱太陰司天其化以
温火陽司天其化以火陽明司天其化以燥太陽司天其
化以寒以所臨藏位命其病者也帝曰地化奈何岐伯曰
司天同候間氣皆然帝曰間氣何謂岐伯曰司左右者是
謂間氣也帝曰何以異之岐伯曰主歲者紀歲間氣者紀
歩也帝曰善歲主奈何岐伯曰厥陰司天為風化在泉為

内經運氣類註卷之四十一

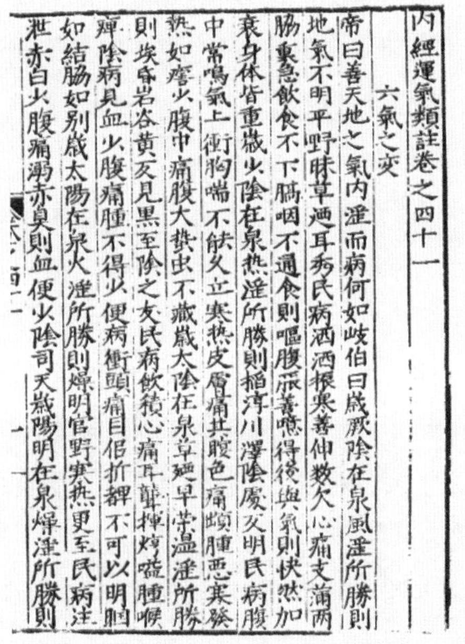

六氣之災

帝曰善天地之氣內淫而病何如岐伯曰歲厥陰在泉風淫所勝則
地氣不明平野昧草迺耳秀民病洒洒振寒善伸數欠心痛支滿兩
脇裏急飲食不下膈咽不通食則嘔腹脹善噫得後與氣則快然如
衰身体皆重蟄少陰在泉熱淫所勝則焰浮川澤陰處反明民病腹
中常鳴氣上衝胸喘不能久立寒熱皮膚痛目瞑色齒頤腫惡寒發
熱如瘧少腹中痛腹大蟄蟲不藏歲太陰在泉草迺早榮温淫所勝
則埃昏岩谷黃反見黑至陰之交民病飲積心痛耳聾渾渾焞焞嗌
腫喉痹陰病見血少腹痛腫不得小便病衝頭痛目似脫項似拔不可以明
如別戚太陽在泉火淫所勝則燄明郊野寒熱更至民病注
泄赤白少腹痛溺亦赤火腹痛溺亦變則血便少陰司天歲陽明在泉燥淫所勝則

图6-5　《医学纲目》浙江省中医药研究院明建阳刻本影印本正文

不难发现，曹灼本《内经运气类注》只有"五运六气总论"五十三叶和"内经运气类注序文"；建阳本《内经运气类注》只存"内经运气类注卷之四十六气之常"和"内经运气类注卷之四十一—六气之变"。

根据《全善先生楼府君墓铭》载"著《内经运气类注》四卷"和建阳本目录，我们可以推测完整的《内经运气类注》至少包括"五运六气总论""内经运气类注序文""五运之常""五运之变""六气之常""六气之变"等六部分、四卷内容。

一、认识运气

（一）运气与脏腑病变

五运就是通常所言的木、火、土、金、水，虽然以五为数，守于地内而属阴。六气为厥阴风木、少阳相火、少阴君火、太阴湿土、阳明燥金、太阳寒水，周行天外而属阳。依传统的阴阳配属则为五运化生五脏，六气化生六腑十二经。

五运六气的变化会影响到人的身体，按上述配属而言，五脏感五运而变病于内，太过严重之时则会影响于外，六腑十二经感六气而变病于外，太过则邪气入于内，甚至会造成死亡。

（二）运气的胜复常变

五运六气的变化有其规律可循，《素问》七篇大论即是古人通过观察总结而得出的根据干支推断五运六气变化的指南。五运有平气、太过、不及这三种状态，相应的六气也有常化、淫胜、反胜、相胜的不同。楼英对于五运三种状态的论述与其他医家并无差异，而在六气方面，楼英所言的四种状态则与我们今天所了解的运气名词有所差异。

常化犹如五运之平气，六位之化各守其常，变病也在本处，不会波及其他部位，也不会夹杂其他邪气。

淫胜则类于五运太过，属于天地之气变化的常态，内淫而胜，便会使己所胜之脏遭受病邪，楼氏在此将淫胜分为了天气内淫和地气内淫两种情况，并用厥阴风木司天来说明两者的不同之处。天气内淫即司天之气较为强盛，上胜于下，风淫所胜，病在足太阴脾经；地气内淫则外胜丁内，其病在足阳明胃经。在此基础上，楼氏又进一步将淫胜分为了动与否（不动）的两种状态，并认为虽然按照前人所言，胜复有一定规律可行，甚至可以通过一系列的算法推断出来，但胜复之气是否能够展示出它的本身力量则尚无定数可循。

反胜、相胜是指六位左右变化而产生的状态，其中乘天地之虚而胜者为反胜，如诸侯僭乱伐上；左右自有相胜而乘虚胜者为相胜，如诸侯自相征伐。此类关系同样融合了五行生克之序，若所不胜之气胜极则虚气之子复而克之。如太阴之气虚，则厥阴之气胜之，病在脾胃经，所复之气属阳明而病在肝胆经。

以动静而言，五运阴静有常，五运平气之常为常，化生为常之常，变病则为常之变；六气阳动多变，其化生为变之常，变病为变之变。其中，五运太过、六气淫胜为变之盛，五运不及、六气反胜、相胜为变之虚。

医家在掌握运气的常变虚实的基础上来判断疾病走向、制定治疗方案，才能万无一失。

（三）对前人误读的纠正

楼英认为医家对运气的误读始于王冰，王冰虽然将七篇大论公诸于世并加以诠注，但对于有些地方的解释未为尽善。六气胜复之变本是"无定纪之变"，而王冰却将其释作"有定纪之常"，又未分盛虚，将左右乘虚之相胜释为"司天之淫胜"，自此以下诸多医家虽有所考订诠释，"然皆不能出王氏之右而救其失"。河间注"病机十九条"以火热为多，发前人未发之妙，但在运气方面则认为"运气之所属皆为盛"，而没有注意到"其所属各有盛虚"，有认为"盛虚所兼非位之化皆为似"，却"不察其所兼之盛者似虚者为重失"。后人以王冰与河间之言为学，则既不通运气之常变，又不明运气之盛虚，在临床运用之际不见效用，则转而不信运气之学，弃而不用。楼氏认为张子和所言"病如不是当年气，看与何年气运同，便向某年求活法，方知都在至真中"，才是对于运气学说的正解。运气学说不仅包括有定纪的年辰之常变，还包括无定纪的胜复相错，两者相合，方能得运气之真。理解了运气的常变盛虚之道，才能将古今南北一以贯之。

楼氏在《医学纲目·伤寒部·太阳病篇》中引用了海藏老人对神术汤

的六气加减例对上述观点做了进一步说明。神术汤由制苍术、防风、甘草加葱白、生姜同煎组成，用以治疗内伤冷饮，外感寒邪无汗者。根据六气司天不同，神术汤也有不同的加减法则，如"太阳寒水司天，加羌活、桂枝，余岁非时变寒亦加，冬亦加"，"少阴君火司天，加细辛、独活，余岁非时变热亦加，春末夏初亦加"等。楼氏引此加减法的重点在于说明这种依照运气加减的体例并非只考虑司天之气，而是"当随所见依上例加减之"，即和上述张子和所言同理。运气的常气与变气都需要纳入医家的考虑范围，万不可仅依年岁所占之运气情况做出决策。

二、类分运气

在《医学纲目》大部分疾病条目下，楼英都加入了运气一栏，用以提示天行何气时会出现此病，而且楼氏对于运气学说的运用并非单纯引用七篇大论的原文，而是将其中的致病因素归纳了出来，以助医家在临床之际更为精确地分析病情。这种简短而贴切的运气说明模式使得运气学说不再是令人望而生畏的七篇大论和各种难以理解的专业名词的集合体，而是诸如天气预报提示下雨要带伞之类的平实内容。

我们通过对《医学纲目》的研读，发现其中有许多值得进一步与现代的中医内科学对比探讨的内容，或可以称其为运气病理学。

（一）运气与身之寒热

身体之寒热是最易被观察到的临床症状之一，楼英归纳了发热、恶寒、往来寒热和疟疾四种常见症状的运气病理。

发热主要有三个原因，一为火热助心，属实热，主要是岁火太过、少阳所至和少阴司天而致；二为寒邪攻心，属虚热，这种情况主要出现在岁水太过、岁金不及、少阳在泉等时节；三为风扇火起与寒湿郁火而热，与太阳司天初之气大温风起、四之气风湿交争以及少阳司天二之气火反郁有关。恶寒也有三个原因：火热、风与寒湿包热。火热责之少阳相火，风与厥阴在泉有关，寒湿包热则与阳明司天之政四之气寒雨降而包热有所联系。此处，楼氏将《内经》的"病机十九条"与运气同列，言"诸禁鼓栗，如丧神守，皆属于火"，观此条与相关运气条文契合，这是对刘完素运用运气阐释"病机十九条"学术路线的一种继承与发展。

往来寒热的成因有二，一为火热攻肺，与少阴司天、少阳司天及岁木不及有关；一为寒热相错，与阳明司天和少阴司天寒热互至有关。而疟疾的寒热症状则可能由火热与寒湿这两种截然不同的运气表现引起。

（二）脏腑运气

以运气条文释脏腑病变在楼英之前多是以注释《素问》七篇大论的形式零散出现，而楼英创造性地将运气条文按脏腑疾病的纲目分门别类，使七篇大论之中冗长难解的条文被分割成短小精悍的片段，与临床直接关联，使得读者对于运气学说在临床中的应用有了更为直观的了解。然而这种处理文献的方式也有一定的门槛，即读者须具备一定的运气学知识方能从精练的条文中获取诊治的灵感。

在肝胆部，楼氏将运气条文运用到了口眼㖞斜、眩、痉、瘕疝、痛痹、惊悸怔忡、心澹澹动、怒、善太息、目赤肿痛、内障、目泪不止、胁痛、小腹痛、癫疝、小便不通、小便数、溺赤、阴痿、头风痛、大头痛、多卧、喉痹、咽嗌痛等病证条目下。以目赤肿痛为例，从运气条文来看其成因有三，一为风助火郁于上，二为火盛，三为燥邪伤肝。其中风与火是我们较为熟悉的病因，而燥邪伤肝这一因素在临床上却较少被提及，"岁金太过，燥气流行，民病目赤"，"阳明司天，燥气下临，肝气上从，胁痛目赤是也"等条文都提示目赤或与燥邪有关，这为目赤肿痛这一病证的治疗提供了另外一种思路。

在心小肠部，运气条文被用在了心痛、胸痛胸满、烦躁、虚烦、瞀闷、谵妄、健忘、诸痛、厥逆、噫、上下出血、衄血、吐血、咳唾血、诸痿、盗汗、卒中暴厥（郁冒）、暴死暴病、肿疡（痈疽）、溃疡、目眦疡、丹熛、疹、疥、口疮、妇人阴疮等病证条目下。如虚烦的运气病理就有热助心实而烦、心从制而烦、金攻肝虚而烦、土攻肾虚而烦、木攻脾虚而烦等诸多说法。

在脾胃部，运气条文见于痰饮、痞、饥不欲食、消渴、口燥舌干、黄疸、腹痛、肠鸣、呕吐、呕苦、吐酸吞酸、呕吐清水、吐利、翻胃（膈食）、噫、哕、泄泻、飧泻、滞下（下血、下白、下赤白、里急后重）、大便不通、水肿、小腹胀、积块癥瘕、面青面尘、面赤、狂、口糜、四肢不举、身重等条目之下。其中，身重的运气病理除了包括常见的湿滞肾虚而重、湿热、寒湿、木制脾虚而重之外，还有燥制肝虚而重，"岁金太过，燥气流行，民病体重烦冤是也"。

在肺大肠部，运气条文见于咳嗽、喘、少气、善悲、鼻渊、鼻衄、肩背痛、皮肤痛、皮肤索泽、喉喑、痔等条目下。七情之悲属肺，在运气病理中，善悲多由于寒水攻心，在火运不及的伏明之纪、太阳司天和太阳之复等情况下常会出现民善悲的情况。

在肾膀胱部，运气条文见于腰痛、寒厥、痿厥、耳聋、耳鸣、耳痛、齿痛、欠嚏、欠伸、嚏、身体拘急、恐等条文之下。在妇人部，血崩也有相关运气条文与之对应。

从上述对楼氏以脏腑为纲目类分运气条文的整理可知，运气学说对于临床的用途远不止是预测疾病的发生发展这样单一，在诊治疾病的过程中，运气学说同样可以为医家们提供更为宽泛的思路。我们认为从运气病理学的角度来看，还可以在"疾病－运气"这一体例之后添入"药物"一项，虽然楼氏在某些条文中已经附了方剂，如肾膀胱部身体拘急条下"运气拘急属寒，及寒湿风湿……太阴司天之政，民病寒厥拘急。初之气，风湿相搏，民病经络拘强，关节不利，治法盖小续命汤、仲景三黄汤之类是也"，但药物与方剂仍有所区别，药物之性味归经与运气学说的联系更为紧密。

（三）对运气七篇的注释

《医学纲目》的第四十卷为"内经运气类注"，楼氏在这一卷中对《素问》七篇大论集中进行了注释。在释《五运行大论篇》时，楼氏痛斥了当时将五运与六气分离，妄撰正化对化之异说的现象。楼氏认为干与支犹如根本与枝叶，言干则支在其中，根本与枝叶同化。在释"亢害承制"之际则运用了许多理学词汇如"至诚无息之体""与道为体"等表明阴阳五行在天地间流行是"一极一生而更互相承，循环无端"的状态，正化之常则为和，而兼化胜复之变则为乖。在所极所承之间便有"常变和乖之不齐"，这样就会出现"变化、兼化、胜复及微甚灾祥之各异"，楼氏的这一观点与王冰、林亿及河间都有不同。在对"升降出入,无器不有"的理解上,楼氏认为化有大小,期有远近,贵在如常,反常则灾害纷至,升降息而出入废。"病机十九条"出自《至真要大论篇》,楼氏认为"有者求之,无者求之,盛者责之,虚者责之"这十六字才是"要旨中之要旨",河间便是损此十六字,单重"病机十九条",对病的真假盛虚未作深究,所以其说有所缺憾。

1.《天元纪大论篇》

《天元纪大论篇》主要论述了五运六气的基本概念及运气相合的盛虚损益变化。五运为地之金木水火土,治政令于内,甲己之岁土运主之,乙庚之岁金运主之,丙辛之岁水运主之,丁壬之岁木运主之,戊癸之岁火运主之。六气为天之风热湿燥寒,治政令于外,子午之岁上见少阴,丑未之岁上见太阴,寅申之岁上见少阳,卯酉之岁上见阳明,辰戌之岁上见太阳,巳亥之岁上见厥阴。其中在地之火分为君火与相火,在天之热分为暑、火二气,皆为六数,应一岁之六步,由于君火以明,相火以位,即君火不列于地之五运盛衰变化,所以天之六气为六期一备,地之五运为五岁一周,五六相合,三十年为一纪,六十岁为一周,变化尽矣。楼氏因天地之气中火热占多,推断出天地间热多于寒,火倍于水,人之病化也以火热为主,与刘河间和朱丹溪的观点类似。

在天三阴三阳之气与在地五运之形相感相合,以育万物。左右为阴阳流行之道路,天之六气右旋于外,加之于地,动而不息;地之五行左转于内,以临于天,静而守位。由于天之气有多少之别,地之形有盛衰之分,天地阴阳相合则有变化盛虚,楼氏认为,整个运气部分基本都是在反复阐释五运六气变化盛虚的道理,天地之气变化盛虚的规律正是学者需要潜心研究之处。六气之中,阴从少至多为厥阴风木、少阴君火和太阴湿土,阳从少至多为少阳相火、阳明燥金和太阳寒水;五运之中,盛衰以太少分,太角、太徵、太宫、太商、太羽为五运之盛,为太过,少角、少徵、少宫、少商、少羽为五运之衰,为不及。天地间的常气在五运中称作"平气",在六气中称作"常化",是万物生化的正常环境,而天地气形盛衰多少的相召则生损益之变,在五运中为太过、不及,在六气中为淫胜、反胜、相胜。气之多与形之盛相召则益，益是变之盛，即五运之太过，六气之淫胜；气之少与形之衰相召则损，损是变之虚，即五运之不及，六气之反胜、相胜。

2.《五运行大论篇》

《五运行大论篇》主要论述了五运之气的由来及其运动变化的规律，并阐释了五运六气的变化对万物生长化收藏的影响。此篇附有五天五运图，岐伯引用上古文献《太始天元册》之文描述了丹、黔、苍、素、玄五色云气在不同方位的现象，五运规律正是古人根据这些自然现象进行归纳与推演的结果。楼氏认为五天之象所经星宿是运气之化，为干与支同属者及连位者齐化。在释《天元纪大论篇》中已经提到了十天干与十二地支对应的地之五运与天之六气的情况，以土为例，土主甲己，丑未之上太阴湿土主之，黔天之气经过心宿尾宿和己分，心宿尾宿属甲地，己分为中宫，所以甲丑为连位者，己未为同属者，齐化湿土。以方位来看，天干之中甲乙属木位东，丙丁属火位南，庚辛属金位西，壬癸属水位北，戊己属土位中宫；地支之中寅卯配甲乙，巳午配丙丁，申酉配庚辛，亥子配壬癸；辰位东南，未位西南，戌位西北，丑位东北，居四维，属戊己即土。戊己位于木火金水中间，为天地之门户，在四时属长夏，南连午，西连申，戊己午申为连位，所以戊己没有具体的方位。按照上文所述运气之化为干支同属者及连位者齐化，则戊火连申，将未土夹于中，癸火连寅，将丑土夹于中。从排序上看，湿土在中而火游行其间，在天之六气则火居于土前，在地之五运则火居于土后，土与火常相混，所以土旺长夏火热之内。丹溪领悟了这个道理，因此提出了湿热相火为病十居八九，湿郁生热、热久生湿等理论。当时有人将五运与六气分离，妄撰正化对化之异说，楼氏对此提出了异议，他认为干与支犹如根本与枝叶，岐伯在回答黄帝之问时也是以五天之象所经星宿一并答了五运之干与六气之支，言干则支在其中，根本与枝叶同化。

下段论天右旋于外，地左旋于内，化生人物于中的具体情况。天地者，万物之上下，左右者，阴阳之道路，上下则是指在上之司天之位与在下之在泉之位，左右是指司天在泉的左间与右间之位，合成六步。天地之气上下相遭，若天右旋之气与地方位气为同类，即五行相生或一致，则为相得之气，为和，若不同类，则为相制之气，为病。又有气虽同类相得也为病的情况，是相火临于君火，君火与相火为君臣关系，君位臣为顺，臣位君为逆，所以同样为病。楼氏又进一步解释了天地上下的关系，是因为视角的不同而会有上下关系的差异，以其所属言之，那么司天在泉之气属天者为上，五行之属地者为下；以其所在言之，那么司天者为上，在泉者为下，地之五行居中。地居于太虚之中，大气举之得以不坠，风寒暑湿燥火六节大气旋转于外，使地发生干蒸动润坚湿等变化。

下文论诊法，尤以脉法为主，岐伯言："天地之气，胜复之作，不形于诊。"意思是六气胜复变化较难从诊候上判断，只有间气可以随气之所在，于尺寸左右实时观察。楼氏在此处援引《至真要大论篇》脉诊之法并结合南北政脉图对如何从脉象上观察间气进行了较为详细的解释。观察间气的基本方法为"阳之所在，其脉应，阴之所在，其脉不应"。脉象因岁气的南北不同而有所差异，对于南北政的解释历代有所不同，楼氏此处是以五行之中土运为南政，金、木、火、水为北政，南政为君，北政为臣，即年的天干为甲己者为南政之岁，年的天干为乙丙丁戊庚辛壬癸者为北政之岁。南政之岁，人气面南而寸南尺北，司天左间之气在右寸，右间之气在左寸，在泉左间之气在左尺，右间之气在右尺，所以少阴司天，则左间太阴，右间厥阴，而两寸俱不应；厥阴司天，则左间少阴，而右寸不应；太阴司天，则右间少阴，而左寸不应。少阴在泉，则左间太阴，右间厥阴，而两尺俱不应。厥阴在泉，则左间少阴，而左尺不应；太阴在泉，则右间少阴，而右尺不应也。北政之岁，人气面北而寸北尺南，在泉左间之气在右寸，右间之气在左寸，司天左间之气在左尺，右间之气在右尺，所以少阴在泉，则左间太阴，右间厥阴，而两寸俱不应。厥阴在泉，则左间少阴，而右寸不应。太阴在泉，则右间少阴，而左寸不应。少阴司天，则左间太阴，右间厥阴，而两尺俱不应。厥阴司天，则左间少阴，而左尺不应。太阴司天，则右间少阴，而右尺不应也。上述为与运气相合的脉象表现，若脉象与运气相合，阴阳各居本位，则无病；若脉象与运气相违，出现阴阳不当其位，或迭移其位，或失守其位，或尺寸反，或阴阳交，则为病象。

后又论天之六气旋而作用于地，生化人物，与人脏腑形体和万物生化状态的对应关系。此段阐释了传统医学领域最为经典的取象比类思维模式，楼氏在这一部分更为深入地解释了物象与六气内在的对应之理。如风气为"东方生风者，天六入之风，居东方地体中，为生生之始也，自风而生木、酸、肝、筋、心矣。凡东方性用德化政令之类，皆本乎风，而内合人之肝气者也。故肝居左，象风之生于东，筋为屈伸，象风之动也"。热气为"南方生热者，天六入之热，居南方地体中，为生长之始也，自热而生火、苦、心、血、脾矣。凡南方性用德化政令之类，皆本乎热，而内合人之心气者也。故心居前，象热之生于南，血为人之神，象火之明曜也"。湿气为"中央生土者，天六入之湿，居中央地体中，为生化之始也，自湿而生土、甘、脾、肉、肺矣。凡中央性用德化政令之类，皆本乎湿，而内合人之脾气者也。故脾居腹，象湿之生于中央，肉充一身，象土之充实大地也"。燥气为"西方生燥者，天六入之燥居西方地体中，为生收之始也，自燥而生金、辛、肺、皮毛、肾矣。凡西方性用德化政令之类，皆本乎燥，而内合人之肺气者也。故肺居右，象燥之生于西，皮毛干于身表，象气之燥也"。寒气为"北方生寒者，天六入之寒，居北方地体中，为生藏之始也，自寒而生水、咸、肾、骨、肝矣。凡北方性用德化政令之类，皆本乎寒，而内合人之肾气者也。故肾居后，象寒之生于北，骨为百骸，象寒之坚也"。五气流行有其自身规律，在不恰当的时间出现在不恰当的位置则为邪，当位则正，比如风之立非春令，则为非其位之立，是胜复之邪，而风当春令立则为当其位之立，是本气之正。胜复之邪与人交感则生病，若是邪与治令之气相得则病情较轻，若其邪与治令之气不相得则病情较重。主气即岁气的有余不足也会影响天地之气的流行，岁气的有余不足主要看该年的天干情况，在《天元纪大论篇》中已说明，如果岁气有余，则制所胜而侮所不胜，比如天干为壬者为太角，"岁木治政之气有余，则制土气而湿化减少，侮金气而风化大行也"。如果岁气不及，则己所不胜侮而乘之，比如天干为丁者为少角，"岁木治政之气不及，则金气胜，侮而乘之，燥化乃行，土气轻而侮之，湿气反布也。侮反受邪，侮而受邪，寡于畏者，金侮木不及，从而乘之，则木之子火报复其胜，而侮金反受邪也；侮金受邪，则其不及之木寡于畏，而气复疏伸也"。运气的胜复之变可以影响人之脏腑经络的理论基础在于"人气一皆本乎天也"。

3.《六微旨大论篇》

《六微旨大论篇》主要对六气的标本中气、太过不及、亢害承制、阴阳升降出入等问题做了详细深入的阐释，为论述六气的专篇。楼英对此节的诠释主要围绕天之阴阳右旋之道、地之阴阳左运之常、天地阴阳相错之理、天地阴阳之变等四个方面进行。

天之三阴三阳右旋天外，每岁的六气盛衰情况都不相同，六岁为一轮，上下是指司天与在泉，左右是指司天的左间和右间及在泉的左间和右间之位，也称作"四纪"。一岁之中的天之六气分为六节，临司天之位者，其天之政盛，到三之气始布，而临在泉之位者，其地之气盛，到终之气始布。临司天之左间者，其气至四之气盛；右间者，其气至二之气盛。临在泉之左间者，其气至初之气盛；右间者，其气至五之气盛。上下之气两节，左右之气四节，合而为六节，也称为六步，每步为六十日八十七刻半，每岁天地之气各治三百六十五日二十五刻，积二十四步即四岁盈余百刻而成一日，也就是现在通常而言的四年一闰，在《素问》中以四岁为一纪。天气六六之节有盛衰，在其右旋之际又分标、本、中，三阴三阳为标，风暑湿火燥寒为本，中见之气为中气，如"少阳之上，火气治之，中见厥阴；阳明之上，燥气治之，中见太阴；太阳之上，寒气治之，中见少阴；厥阴之上，风气治之，中见少阳；少阴之上，热气治之，中见太阳；太阴之上，湿气治之，中见阳明者，其火、燥、风、寒、热、湿为治之气，皆所谓六气之本也。其中见之气，乃六气之中气也"。以少阳司天为例，则少阳为标，火气为本，厥阴为中，余皆可推。由于三阴三阳与人之脏腑经络也有对应关系，所以人身脏腑经络应天之六气也各有标本，以五脏六腑为本，十二经脉为标，本标之间所络者为中气。脏腑之本居于里，中气居于表里之间，经脉之标居于表。

天气有六步，地之四方亦分六步以应之，东南位君火，在时属春分，治二之气，君火之右为相火，位南方，治夏至前后三之气，西南位湿土，治秋分前四之气，西北位金气，治秋分后五之气，北方位水气，治冬至前后终之气，东北位木气，治春分前初之气。六步治令之时，本方之气入于中国，六气之下各有所制之气承之，一极则一生，循环相承而无间断。如果岁气有太过不及以致所化无序，则变为兼化或胜复之邪，使人患病。楼氏在此处指出王冰、林亿及刘完素以旦夕暴作非位之邪来解释当位之正的情况是不对的，他们只看到了五气变盛之兼化，而没有考虑五气不及的情况。气有盛虚，气盛之兼化固然当泻，但气虚之兼化在治疗上则当补本气之虚。金元明时期的医家受理学影响较大，楼氏以理学道体的概念来解释了阴阳五行的流行变化，他言："至诚无息者，道体也。阴阳五行，在天地间流行，一极一生，而更互相承，循环无端者，与道为体也。"阴阳五行本质相同，合则为阴阳，分则为五行。又言："以其相承之体言之，则至诚无息，随极而承，无常变和乖之殊。以其流行之用言之，则极于平气之纪，而当其位承之者，为正化之常而为和；极于太过不及之纪，而非其位承之者，为兼化胜复之变而为乖。"王氏和林氏不分变化，将变化解释为变气，河间不分虚实，将兼化通认为盛，都是相对片面的理解。

　　天之阴阳与地之阴阳动静相召，上下相临，则产生一系列变化。前文提及，岁分六步，四岁为一纪，以一甲子六十岁而言，天气始于甲，地气始于子，则甲子之岁，始于水下一刻，少阴司天，而左间太阴，右间厥阴，阳明在泉，而左间太阳，右间少阳，六气在其所位之步更盛，而相应的地气同治其令。比如初之气为在泉左间的太阳寒水，寒气盛，相应的地气东北为木气治令，而同主春分前六十日八十七刻半。二之气始于八十七刻六分，终于七十五刻，为司天右间厥阴风木，风气盛，相应的地气为东南君火治令，而同主春分后六十日八十七刻半。三之气始于七十六刻，终于六十二刻半者，为司天之气少阴君火，热政布，相应的地气为南方相火治令，而同主夏至前后六十日八十七刻半。四之气始于六十二刻六分，终于五十刻，为司天左间的太阴湿土，湿气盛，相应的地气为西南土气治令，而同主秋分前六十日八十七刻半。五之气始于五十一刻，终于三十七刻半，为在泉右间的少阳相火，火气盛，相应的地气为西北金气治令，而同主秋分后六十日八十七刻半。终之气始于三十七刻六分，终于二十五刻，为在泉阳明燥金，燥气盛，相应的地气为北方水气治令，而同主冬至前后六十日八十七刻半。这是甲子岁六步的情况，其余可同例推之。初纪的终始之候为第一年甲子岁，气始于一刻，司天少阴热气，在泉阳明燥气，中运大宫土气之候始，同治其岁；第二年乙丑岁，气始于二十六刻，司天太阴湿气，在泉太阳寒气，中运少商金气之候始，同治其岁；第三年丙寅岁，气始于五十一刻，司天少阳火气，在泉厥阴风气，中运大羽水气之候始，同治其岁；第四年丁卯岁，气始于七十六刻，司天阳明燥气，在泉少阴热气，中运少角木气之候始，同治其岁，其余同理可推。

这种推步法的应用之处主要在于分析天地人当下的状态。想了解天之阴阳则求之于风寒暑湿燥火之本气，想了解地之阴阳则求之于应位之气，想了解人之阴阳变化则求之于气交之中所应见之气。气交是指天地二气之交接，在人身则为天枢，天枢是位于肚脐旁两寸处的穴位，为人身之中，天枢之上为司天之位，属天气主之；天枢之下为在泉之位，属地气主之；天地二气交接之界为天枢，属人气之所从，万物之所由，所以名为气交。天地之气高下相召，升降相随，常于气交处发生胜复之变。天地之气各皆均平，守其界分，则为常化；若有盈虚之别，则盈而同类多者为胜，胜则越出本位，虚而同类少者为侮，侮则他气来乘，所以常化变而胜复作，人在此间则感而生疾。

湿土一气在天，居于火前，在地，居于火后，这是因为天地之气排序方法不同，天气风、暑、湿、火、燥、寒是以三阴三阳气之多少为序，从少到多，为厥阴、少阴、太阴、少阳、阳明、太阳，故湿居于火前，地气以五行之形相生为序，生生不已，始于木，木生火，火生土，土生金，金生水，火又分为君相二火，故土居于火后。

天地阴阳变化胜复之作，有往复迟速之别，犹有倚伏于中的情况，成败倚伏于中是因人之所动而生。天地万物均处于气的升降出入之中，人也不例外，人之起居有规律则自养而气和，所感之气也化作气之和者，成为成身之生气倚伏游于中。若人之起居无节而烦劳，则气乖，所感之气则化作气之乖者，成为败身之病根倚伏游于中。若继续不加节制，烦劳无休，在重感变气之时则旧有倚伏之病根便会发作，楼氏认为朱丹溪能提出伤寒属内伤者十之八九的理论正是基于对伏邪的深刻理解。

4.《六元正纪大论篇》

《六元正纪大论篇》主要论述了一甲子即六十年的运气规律，即五运六气的应见之候。其候有六，为化、变、胜、复、用、病。其中化为六化之正应见，分为时化、司化、气化、德化之常及布政行令之常。时化之常为六部生气之常化，司化之常为司天在泉六位之常化，气化之常为五运之常化，德化之常为德生万物之常化。变候分为十二变，是德化政令病变十二节之候，如果不是当岁步主客正位而至之气，则属于变气而为胜复。胜复之候，随其胜气所在产生影响，即"变德则报复以德，变化则报复以化，变政令则报复以政令，而其气之往复不能相移也。所变之气，居高则报复亦高，居下则报复亦下，居后则报复亦后，居前则报复亦前，居中则报复亦中，居外则报复亦外，而其位之高下，亦不能相移也"。但如果从客观地理的角度来看，则天下六气之变常都不相同，地理有高下，情势有大小，则错杂纷生。王冰认为高下、前后、中外都应当作人身生病的部位来看，而不是地理分野，"风胜则动，热胜则肿，燥胜则干，寒胜则浮，湿胜则濡泄，甚则水闭胕肿"，随其气所在以言变是指胜复作用的病位，如"风于高处胜，则人身亦于高处病，头重而掉眩；风于下处胜，则人身亦于下处病，足动而战栗。又如热于高处胜，则人身亦于腰上分野病肿热；热于下处胜，则人亦于腰下分野病肿热"。六气之用候则归于其不胜而为化者，也就是在不胜之方月表现出来。比如厥阴司天之岁，则阳明为东北初之气，太阳为东南二之气，厥阴为正南三之气，少阴为西南四之气，太阴为西北五之气，少阳为正北终之气。其岁施用太阴雨化，施于东南太阳二之气之位，太阳寒化施于西南少阴四之气之位，少阴热化施于东北阳明初之气之位，阳明燥化施于正南厥阴三之气之位，厥阴风化施于西北太阴五之气之位，余岁可同理推之。如果自得其位，则在本位之方月施化，还是以厥阴司天之岁为例，则太阴自得于西北五之气本位施雨化，太阳自得于东南二之气本位施寒化，少阴自得于西南四之气本位施热化，少阳自得于正北终之气本位施火化，阳明自得于东北初之气本位施燥化，厥阴自得于正南三之气本位施风化。病之候则应注意病势的状态，六气之盈者为病，其势反而徐而微，则应当选用逆治之法；六气之虚者为病，其势反而暴且甚，则应当选用从治之法。如果只是见到其气暴烈便施用峻猛之药攻邪，则会发生"热病未已，寒病复始"的情况。

5.《至真要大论篇》

《至真要大论篇》主要论述了五运六气之为病的病机及治法，著名的"病机十九条"就出于此篇。楼氏诠释此段亦以"病机十九条"入手，言此乃"察病之要旨"。而"有者求之，无者求之，盛者责之，虚者责之"这十六字更是"要旨中之要旨"。楼氏认为，刘完素在《素问玄机原病式》中只以病机十九条立论而未及此十六字为他的一大失误。

诸风病皆属于肝，是因为风木盛则肝太过而病化风，比如木太过为发生之纪，会出现掉眩之类即俗谓之阳急惊等病，这种情况宜用凉剂治疗；燥金盛则肝被邪攻而病亦化风，比如阳明司天之岁，燥金下临，易出现掉振之类即俗谓之阴慢惊等病，这种情况宜用温剂治疗。诸火热病皆属于心，是指火热甚则心太过而病化火热，比如岁火太过，会出现谵妄、狂越之类即俗谓之阳躁谵语等病，这种情况宜用攻剂治疗；寒水胜则心被邪攻而病亦化火热，比如岁水太过，则易病躁悸、烦心、谵妄之类即俗谓之阴躁郑声等病，这种情况宜用补剂治疗。诸湿病皆属于脾，指湿土甚则脾太过而病化湿，如湿胜则会出现濡泄之类的症状，治疗则可参照仲景用五苓散等剂去湿；风木胜则脾被邪攻而病亦化湿，比如岁木太过，易患飧泄之类的病，治疗可参照钱氏用宣风等剂去风。诸气郁皆属于肺，指燥金甚则肺太过而病化郁，比如岁金太过，甚则出现咳喘之类，东垣将这种病证称为寒喘，用热剂治疗；火热胜则肺被邪攻而病亦化郁，比如岁火太过，也会出现咳喘，东垣将这种情况称为热喘，用寒剂治疗。诸寒病皆属于肾，是指寒水甚则肾太过而病化寒，比如太阳所至为屈伸不利之类，可参照仲景用乌头汤等剂温之；湿土胜则肾被邪攻而病亦化寒，比如湿气变物，致筋脉不利之类，可参照东垣用复煎、健步等剂。上述情况，前者为太过所化则为盛，后者为不及而受攻则为虚，所表现之症有真有假，需要详加分辨，所以应重视"有者求之，无者求之，盛者责之，虚者责之"。

就具体治法而言，岐伯确立了方之大小之制，又提出了"寒者热之，热者寒之，微者逆之，甚者从之，坚者削之，客者除之，劳者温之，结者散之，留者攻之，燥者濡之，急者缓之，散者收之，损者益之，逸者行之，惊者平之，上之下之，摩之浴之，薄之劫之，开之发之，适事为故"的具体方法。楼氏着重举例解释了逆治与从治，若内气本调，因外邪得病，则不用分寒热之微甚，逆治、从治皆可，正固而邪自退；若内气不调而得病，则应分别其气之微甚，气微者可以逆治，气甚者则不可，若逆治则会出现正邪格拒之局，危及性命，气甚时应从其寒热之邪于外，伏其所主之剂于中，也就是东垣所说的姜附大温之剂冷饮，而承气大寒之剂热服，又如仲景在白通汤中加人尿、猪胆汁治疗少阴病，丹溪治疗妇人恶寒，用八物汤去芎加炒柏治之病反剧，将前药炒熟反佐与之而愈等都是从治之法在临床的应用。

后又附《六微旨大论篇》《五常政大论篇》等经文原文论五味各有所属、岁味岁谷逆从法、反佐法、内调法、外治法、治先岁气及约方等方面内容。

综上所述，楼氏在《内经运气类注》部分通过图文结合对相关经文进行了更为深入的诠释，一方面指出了前人对运气理论的误读，提出了自己的独到见解，另一方面也使运气学说的内容更为简洁易知。

第七章　其他著作

一、《守分说》

元至正二十四年（1364），34 岁的楼英著《守分说》。《守分说》中楼英以精练的语言论述了易理在为人处世方面的应用，载于《仙岩楼氏宗谱》。"守分"也就是安守本分，楼英说，事物的发展都有规律，要明白物极必反、盛极而衰的道理，不要一味贪图财富，过度追求名利，而应当顺其自然，这种思想包含颇深的人生哲理。楼英在青年时将其书室取名为"真实心地"，也就是说要求自己真诚待人、真心处事，体现了他对道德修养的自我要求。

二、《江潮论》

明洪武八年（1375），44 岁的楼英著《江潮论》。楼英由易理悟得江潮往来有大有小，水与月"同气相求"，并参历家之法对潮汐迟疾与月之朔望进行比较论证。

儒学有"格物致知"的传统，中医还讲究"天人相应"，楼英通过感受自然变迁来体悟天地之道。萧山以钱塘大潮闻名于世，楼英对家乡一带壮观的自然景象有深入的观察，他以此来印证《黄帝内经》中的天文历法知识。楼英详细观察江潮的大潮、小潮与月亮的关系，发现每天大潮时间比前一天会晚约半个时辰的规律。"太阴在天为月，在地为水；水之与月，实一气也"，楼英认为月亮和水都属阴，相互影响是同气相求的结果。这种思维正是中国文化的特色。在医学上，人体中的血液和津液也是水类，属于阴，其生理病理也会受到月亮周期的影响。楼英以此论证了传统医学天人相应的理论。

三、《周易参同契药物火候图说》

明洪武九年（1376），45 岁的楼英著《周易参同契药物火候图说》。楼英对于《周易》的深入研究使他善于用易学思维看待人体、分析人体，这一部分内容集中体现于他的《周易参同契药物火候图说》中。《周易参同契》是东汉时期魏伯阳所作的一部道教经典，主要内容为借助易象，参同"大易""黄老""炉火"三家之理对炼丹的原理和方法进行阐释。楼英似与道教也有些渊源，在《仙岩楼氏宗谱·全善公列传》中有他拒绝明太祖朱元璋赐官后"复归旧庐，炼丹著书"的记载，书中评价楼英"以公襟期功侯，蝉蜕鹤羽，必然之品。究不上升者，岂名不在丹台，同钱若水，未能羽化而。但云山烧药，流水种桃，以永天年耶"。可见道教炼丹与隐逸思想对楼英的影响。

楼英根据《周易参同契》分别绘制了"药物图"与"火候图"来阐释人体阴阳气血随自然变化的升降沉浮之理。

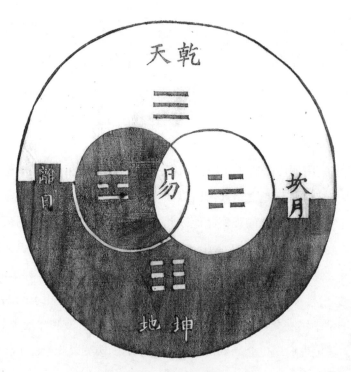

图 7-1　药物图

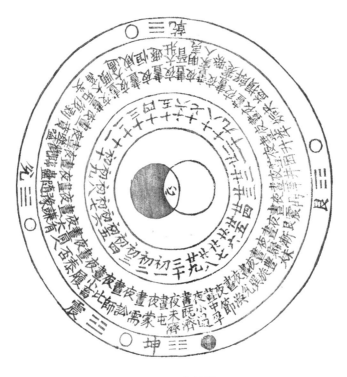

图 7-2 火候图

楼氏以乾坤坎离四卦为基建立了形体精气模型，乾为天，坤为地，在人的形体上则乾为表而坤为里。坎为月，离为日，在人的精气上则坎为气而离为精。"药物图"的乾坤在外而坎离居中，合而为易，则人的形体也与之类似，精气周流升降于表里之间，阴阳变化由此而生。正常状态下这种变化是此消彼长、圆成具足的，但是人的情绪与欲望会对精气升降产生影响，阳升太过则顿浮出表而为孤阳，阴降太过则顿沉入里而为寡阴，阴阳离决则生百病甚至死亡。对此，楼氏给出了相应的修炼方法："神内守，默意定气，使其升也，必浸徐顺轨而如月之生明，而阳中存阴，变乾象为震兑；其降也，亦必浸徐顺轨而如月至亏明，而阴中存阳，变坤象为巽艮。故阳交阴炉，混融为一，而精气凝结为丹，长生久视。"简而言之就是通过意念徐徐引导气之升降，使水火交济，阴阳混融，如此才能延年益寿。楼英认为乾坤变易本于精气（坎离）的升降周流，变易则生震兑巽艮（即牝牡四卦），卦中阴爻、阳爻皆有，以示阴阳匹配不孤寡之象，也即人身阴阳交通之象。

在利用药物图构建的形体精气周流模型的基础上，楼氏绘制了火候图并结合"性情论"的部分内容进一步阐释了阴阳随时间升降的变化规律。"性情论"作为中国哲学领域的核心命题之一，一直被儒释道三家广泛讨论，《契》以一月之昼夜为人之性情，认为"昼性夜情而统之于心"，又提出昼三十，卦所直者为性，制阳之动驰，夜三十，卦所直者为情，御阴之静昏。这种将性情与修炼相合的做法具有鲜明的道教特色。

以一月为期，根据月相的变化，朔日至望日（一般指初一至十五）为昼夜三十卦制御气升之候，使阴抱阳，如日光之守月于望前；望日至晦日（一般指十五至三十，小月晦日为二十九）为昼夜三十卦制御气降之候，使阳抱阴，如月质之守光于望后。详推于一日之间，则昼子夜午之时为动驰静昏之初萌，此时需用工制御，为火候之枢要。到了昼卯夜酉之时，则已是阴阳混融无所制御，为自然之规中气。自然升降之候的不同导致了人体阴阳胜负的变化，制御的主体和难易也随之改变。气升之时，阳胜阴负，所以制御常昼难夜易，偏于性体；气降之候，阴胜阳负，所以制御常昼易夜难而偏于情。

《周易参同契》将易象与月相类比，形象地描绘了一月之中阴阳变易的状态，楼英对其做出了更为通俗的解释。

将升之初，阴阳媾精，身心混沌，意守关元，此为产药川源，也即"冬至一阳生"之处，久而渐于阴里微显阳光，象震卦。《契》谓"三日出为爽，震受庚西方"，即阴历初三为震卦之象。

久而渐升，阳出至半表，与阴相等，象兑卦。《契》谓"八日兑受丁，上弦平如绳"，即阴历初八为兑卦之象。

至升候已，阳渐全出显，象乾卦。《契》谓"十五乾体就盛，满甲东方"，即阴历十五为乾卦之象。

升已而降，则阴于阳表微隐，象巽卦。《契》谓"十六转受统巽辛，见平明及平叔，谓之癸生"，即阴历十六为巽卦之象。

久而渐降，入至半里，阴之隐与阳相等，象艮卦。《契》谓"艮直于丙南，下弦二十三"，即阴历二十三为艮卦之象。

至降候已，阴渐全入隐，象坤卦。《契》谓"坤乙三十日，东北丧其朋"，即阴历三十（小月二十九）为坤卦之象。

以此六卦之象描述一月之月相，降已复升，循环无端，阴阳常相抱，人之形体精气亦如之。如果制御有间断，精气脱离轨道，则会导致火候差殊，阴阳隔绝之果。

综上所述，楼氏据《周易参同契》绘制了"药物图"及"火候图"，并借助道教的丹道理论对其进行了详细阐释，为人们达成长生久视提供了一条方法路径，也使人们能在认识形体精气周流规律的基础上更深入地理解"心守规中，气循易象，升降顺轨，火候无差"的养生方法。

第八章 学脉传续

一、福泽后世

如前所述，楼英受金元医学以及朱丹溪、戴原礼等著名医家的影响，研究医学理论，重构医学理论体系，编纂《医学纲目》，无论是对其家族还是对明以后的医学发展，均产生了重大的影响，代代传承。

清康熙《浙江通志·卷四十二·方技》载："楼英，字全善，萧山人。著《运气类注》四卷，《医学纲目》四十卷。王应华传其学。"康熙《萧山县志·卷十九·方技》："王应华，字武桥，父仁游学，遇高士授以医术，尤精幼科，至应华，名大著，治多奇验，为人恂恂，仁爱有古长者风。所著医案，子孙秘之，以世其业，迄今四方求治者如市焉。"除此以外，楼英没有正式的拜师记载，也没有正式收徒的记录，跟从他学习医术的主要是楼氏本族后生，其中最出色的当属楼英的幼子楼师儒。

师儒继承其父之志，终生致力于医术，德艺双馨，闻名乡里。明永乐十四年（1416），明成祖朱棣身体有恙，遍求天下医者，有人推荐师儒去为其治病，朝廷便派官员带着车辆和钱财去当地迎接，成祖病愈后又派遣内史将师儒送回了家乡。师儒著述甚丰，撰有《水南文集》《丙申吟稿》《医学正传》《正草辑要》《稽源备考》若干集，传于后人，惜均散佚。

师儒之堂弟、楼英之侄楼维观也自幼跟随楼英学习，学问渊博，名扬浙东，后与师儒共同编纂了楼氏宗谱。其余楼氏后人如楼元锜、楼万明、楼光枢、楼兆政、楼逢栋、楼克明、楼岩、楼洪达、楼启元、楼启仁、楼邦源、楼忠显、楼镕璋、楼延臣等均以医为业，大多是根据楼英的《医学纲目》自学成才。楼塔镇自楼英后一直到民国间，医药氛围浓郁，小小一条街上就同时存在着六家药铺，即天元堂、回春堂、万裕堂、同仁堂、义信堂、新万裕堂，虽然这些药铺早已易主，但在楼塔古街上仍能感受到楼英济生精神在当地的延续。

（一）楼师儒

楼师儒（1355—1426），字宗望，为楼英幼子，配杨氏，生卒失，葬黄辅山。生四子乘轮、乘堂、乘范、乘载。有一女，嫁至溪口卜源。

《仙岩楼氏宗谱·卷一文集·宗望公列传》记载了楼宗望学医的经历："宗望公，讳师儒，行智五。幼时诵诗读书，能为博士家言，不忍废父医道，专心致志，遂悟其旨。然全善公学得于朱丹溪友益为多，因嘱公必往从事，故终得其真传。"跟楼英一样，楼宗望亦筑楼著书看病，名曰水南楼。据《宗谱》记载："家居筑楼水南，惟著书疗人是务，远近请教求治者，日无暇晷。斯楼也，与董奉杏林、苏耽橘井同驰誉焉。神术颇达于京师，具知高士楼全善有传子也。"《宗谱》亦记载了楼宗望被熊以渊举荐，为明成祖朱棣看病的经历："明成祖永乐十四年丙申（1416）圣躬不豫，知公名者奏笺东宫，勒停驻内使龚正督府判熊以渊聘往，药石有效，赐官不受。诏武士蒋公驰担囊山斋服役，虽二子二孙而世事未尝与闻。翛然方外者，勤于著述，俱堪不朽，其志在于垂世活人，惜后裔未有习其说耳。终年七十三。"明永乐十四年（1416），明成祖身体有恙，遍求天下医者。绍兴府判朱彤到萧山视察，问当时的萧山丞熊以渊有没有找到杰出的人物。熊以渊说：仙岩有宗望先生。朱彤问：此人如何？熊以渊答：其人如兰（如兰芝般芬芳）。熊以渊，靖安县人，初任萧山丞，后以廉能荐升杭州府通判。熊以渊推荐楼宗望为朱棣治病，朝廷便派官员带着车辆和钱财去当地迎接，成祖病愈后又派遣内史将师儒送回了家乡，赏赐丰厚。明嘉靖、万历《萧山县志·卷六·方技》载楼宗望："精于医术。永乐间，朝廷召取问疾，遣使往来迎送，赐予纱衣宝钞甚厚。"

楼师儒跟随楼英学医，楼英常常对他谈起好友戴原礼，并让楼师儒去南京向戴原礼请教医学，戴氏对师儒十分欣赏，悉心教授，楼师儒的医名与日俱增。楼师儒继承其父之志，终生致力于医术，德艺双馨，闻名乡里。康熙《萧山县志》亦载有相关事迹。

《古永兴往哲记》记载楼师儒："尝过嘉兴，泊舟水次，乃富家翁后门也。闻其内哭声甚喧，叩其仆曰：何故哭？答曰：有产妇不能下，死矣。今身且冷，但气不绝耳。……楼以银针刺其妇大指，妇惊缩其足，而儿下矣，母子皆全。主人翁大喜，设盛馔享之，酬以帛、金币，楼却不受。众医咸请北面，楼亦不传其术。嘉兴人至今以为神仙焉。"可见楼师儒医术高超，医德高尚。

楼师儒在老屋前临钱溪建造了一幢楼，名"水南楼"，自号"水南先生"，楼师儒就是在水南楼研修医籍、接诊病患的。师儒医术高明，加上父亲楼英的名声，四方车骑至迎，治病无虚日。

楼师儒著述甚丰，撰有《水南文集》《医学正传》《妙论奇方》等若干集，传于后人，惜均散佚。

楼英患病临终之际，对师儒嘱咐："吾疾不复起矣，践吾迹者汝也。汝二兄虽长，其何能为！"楼英对师儒抱以厚望。楼英去世后，师儒前往南京告知戴原礼，戴原礼便请他的同僚，时任翰林学士奉议大夫的王景为楼英撰写墓志铭。

（二）王应华

王应华，生卒年不详，有史志载传楼英之学。清康熙《浙江通志·卷四十二·方技》载："楼英，字全善，萧山人。著《运气类注》四卷，《医学纲目》四十卷。王应华传其学。"康熙《萧山县志·卷十九·方技》载："王应华，字武桥，父仁游学，遇高士授以医术，尤精幼科，至应华，名大著，治多奇验，为人恂恂，仁爱有古长者风。所著医案，子孙秘之，以世其业，迄今四方求治者如市焉。"其子王良明，字尔荣，世习岐黄，尤精幼科，年九十有七，举乡饮。子君屏，亦世其业。

（三）楼元锜

楼元锜（1567—1629），字仲卿，明隆庆至崇祯年间人，为仙岩楼氏二十三世孙（中祠八房）。研读《医学纲目》而成医生。是明末楼塔乡间最有名的医家，在临床诊治上深孚众望，接诊出诊，轿舆不绝，口碑载道。

（四）楼可簧

楼可簧（1628—？），字秀丰，明末清初人，仙岩楼氏二十四世孙

（中祠六房），幼习儒，后全力攻医，精于岐黄之术，济人不取其酬。

（五）楼万明

楼万明（生卒年不详），字文周，清初顺治、康熙年间人，仙岩楼氏二十五世孙（中祠七房），"业岐黄，灼知病源，立方有排挞入户之概，不屑为骑墙见，手到病除"。他医术高明，诊断病因十分精准，而且处方选药毫不犹豫，对症下药，立竿见影，药到病除。不过他不在家乡行医，30来岁就遨游江湖，在河北、河南、山东诸省行医30余载，"及归而身已老矣，仅小试于七都、八都（许贤、临浦、义桥一带）之间。至今犹称道不止，恨不得起公于九泉"。死后几十年，人们还怀念他，希望他能复生，为民众医治疑难杂症。

（六）楼全

《萧山县志·技术》载："楼全，号全山人，尝药山中，如鬼啮物，尝白谓能全，因名全。康熙癸巳夏，某母病瘰，执不得捧，乞山人药，俨贩竹篾者，剔刮煎漱，病愈。因是人知山人善医，山人门如市。"

（七）楼兆政

楼兆政（1679—1766），字子法，号南台，仙岩楼氏下祠二十六世孙，清康熙至乾隆年间人。精通岐黄之术，在家乡做了几年医生，就去北京，然后遍历四方，施展抱负，济世一时。在北方赢得了很高的声誉，受到翰林院刘炎、殿前侍卫卫楠、天津卫总兵简隆、松江提督张敏等的殷勤款接。回到楼塔后，这些官员还写信来，请他再去治病。

（八）楼逢栋

楼逢栋（1679—1718），字东木，仙岩楼氏二十六世孙（中祠八房），清康熙至乾隆年间人。他本来业儒，后来转向医学，出手不凡，人们以为他将成为第二个楼英，正当声名鹊起之时，楼逢栋不幸40岁就逝世了。

（九）楼克明

楼克明（1707—1753），字鲁侯，号笔峰，仙岩楼氏上祠二十七世孙，清康熙、乾隆年间人，自幼习诗经，研医学，乾隆三年（1738）科乡试得以特荐，因名额限制而落榜。从此全力钻研《医学纲目》，他摘录其中幼科的内容，加入自己的心得体会，于乾隆十五年（1750）编成《仙岩全斋公幼科金针》一书。《序》中说:"内有幼科一条,因病以察证,随证以投药;分门别类,源委井井,不诚为幼科之金针也哉。予特采而录之,分为六卷,集成一编,以便考核。俾藏于家,用以保婴孩;布之于世,亦以广仁术。"

(十)楼洪达

楼洪达(1721—1812),字君显,号萧甫,恩赐登仕郎,雪环人,清康熙至嘉庆年间人,仙岩楼氏下祠二十八世孙。他认为:"不假权位而利泽可以及人者,医也。"于是究心于《医学纲目》,旁及诸家。求治者无不效。遇危症,常夜往病家;遇远者、贫者,自出药资、饮食,在家留治。长寿92岁,六子六女。儿孙辈以医传家,成医业世家。

(十一)楼岩

楼岩(1743—1792),字永千,号越山,楼克明三子,诗人楼峻之兄,仙岩楼氏上祠二十八世孙,乾隆时人。乾隆《绍兴府志》载:"楼岩,字永千,清代浙江萧山县人,潜心于医术,所治有捷效,知名于乡里。著有《杂症辑要》《幼科明辨》等书,未见刊行。"《杭州全书·钱塘江丛书·钱塘江医药文化》载:"楼岩,字永千,萧山人,精儿科,所治立效。其著有《幼科明辨》《杂症辑要》。"

楼岩诸科并精,尤专儿科。与楼克明相似,他从楼英《医学纲目》中辑录儿科诊治的内容,加入更多自己的经验和见解,形成著作《幼科惊症》(即《幼科惊搐门》)。在古代,婴幼儿的死亡率是极高的,传宗接代是人一生的头等大事,儿科就受到特别的重视。他医术高明,日来求医者以百十人计,从不惮烦,并好施舍,贫者赠药。他交游极广,肩舆往迎,酬应不支。公元1790年楼岩到杭州行医,遇亲戚泰顺县儒学教谕诸暨人王绍典,楼氏请王绍典帮忙将其著作刊行,《幼科惊搐门》为儿科惊搐之专书,将惊搐一证分为本症、兼症、余症、类症4类,4类以下,别具细目,分类缜密,先论后方,方后附药。王绍典作了代序《越山先生幼科惊症序》,评价"其于本症、兼症、余症、类症,辨析详明,真可谓渡世金针"。越山先生为人谦和,善为民间排难解困,被视为长者,在地方上有很高的声望,口碑载道,他的事迹被载入《绍兴府志》。

附:《幼科惊搐门》清抄本馆藏于南京中医药大学图书馆,为孤本。2004年2月由上海科学技术出版社出版了孙孝忠点校本。

（十二）楼启元

楼启元（1745—1814），字友贞，楼洪达长子，乾隆至嘉庆年间人，仙岩楼氏下祠二十九世孙，居雪环。"置书满屋，雅号岐黄"，孜孜钻研《医学纲目》，至老不释手。古称："医不三世，不服其药。"启元的祖、父辈均为医生，到他已历三世。只见他遇病则医，医则施药，无不应手取效。求医者多为贫苦之人，他的弟弟启良，则为这些贫病者煎药护理，提供饮食住宿，待痊愈乃去，乐善好施成了家风。

（十三）楼启仁

楼启仁（1769—1834），字友直、叙畴，学名锦江，号玉屏、五全，楼洪达幼子，楼启元弟，晚年习医，博览《医学纲目》《医宗金鉴》诸书，精通其理。由于身处医学世家，初试即灵，求治者门庭若市，从容应之，无难色。

（十四）楼宗谦

楼宗谦（1801—1862），字受益，仙岩楼氏下祠三十二世孙。生清嘉庆六年（1801）四月初七，卒同治元年（1862）七月初七，善疗妇女、婴儿之疾。

（十五）楼邦源

楼邦源（1814—1862），字云巢，号芝岩。仙岩楼氏下祠三十二世孙，生活在清嘉庆、咸丰年间，少年习儒，年甫弱冠，是年大疫遍行，死亡颇多，楼云巢目击心伤，专攻《医学纲目》，熟读深思，揣摩近十年，悬壶济世，博施药饵，疗效显著，乡里共仰其神，通邑咸称其美。后综合自己的体会，著成《临证宝鉴》十二卷，对脉理药性阐述细微，对药物的补泻升降，寒热温凉，分门别类，有条不紊，时人誉为"如涉海者授以指南之针，如登山者告以屈折之语"。成书年代不详。《萧山县志》载《临证宝鉴》后毁于洪杨之乱。楼邦源精于瘟疫的防治。（民国）《萧山县志稿》卷十三有载："楼邦源，字云巢，号芝岩，英之十六世孙也。少事儒业，弱冠犹沉沦，偶发箧，得远祖英所著《医学纲目》《内经运气类注》诸书，心悦其术，寻究积年，洞共蕴奥，为人疗疾，应手辄瘳。"

（十六）楼忠显

楼忠显（1839—1896），又名凤春，字宏勋，号筼轩，楼邦源幼子，仙岩楼氏下祠三十三世孙。生活在清道光至光绪年间，自幼随父研习医学，技艺高超，颇享岐黄之声，1864年，楼塔疫情盛行，楼忠显毅然接父亲的班，救乡民于患难之中，医名传播四方，萧山知县亲自赠送匾额，上书"好善可风"，渔浦程巡员赠"妙手回春"的匾额。他有乃父之风，在废墟修了住屋（为今之天元堂墙门）。他热心公益事业，做了不少修路、造凉亭、施茶汤的好事。楼忠显生三子，分别为铭璋、镕璋、银璋。

（十七）楼铭璋

楼铭璋（1885—1922），字品三，号抚侠，清光绪至民国间人，医学家楼邦源之孙，楼忠显长子，仙岩楼氏下祠三十四世孙。为人慷慨，磊落平易，急公好义。继承父祖，潜心攻医，足不出户一年，专事研讨。医道初通后，加上实诊的积累，逐渐成为一方名医，待病家以慈善为本，不计酬金，贫者多赠药。与人相处，善健谈，且诙谐风趣，常引得满座大笑。娶岩岭山俞渭富长女，生两女，三子，分别为洧臣、延臣、周臣。

（十八）楼镕璋

楼镕璋（1887—1937），字省三，楼忠显次子，仙岩楼氏下祠三十四世孙。楼邦源医药传家历四代，楼镕璋承继祖上衣钵，民国初年起在楼塔老街开设"天元堂"药店。天元堂家族人才辈出，有邦源、忠显、镕璋、延臣四代名医。目前天元堂位于楼塔镇上街25号。

（十九）楼祝龄

楼祝龄（1901—1963），又名楼贤，字迪年。仙岩楼氏下祠三十二世孙。新中国成立之初萧山十大名医之一。为人勤奋好学、理论基础扎实，早年毕业于浙江中医专科学校。初为生计，改行做了教书先生，先后在楼塔上祠、雪环桥头等处教书，只在暇时与人看病。后来受聘到海县柴桥镇大年堂药店坐堂门诊。三年后与同乡人合资在河上、楼塔两地开设同仁堂。抗日战争时期因日寇侵袭而被迫倒闭。1947年楼祝龄取得中医师职称，应聘于临浦余大生堂，在萧山南片享有盛誉。新中国成立后返楼塔行医，任镇中西医联合诊所所长。1954年参加全县中医考试，成绩优异，被聘任为萧山县中医进修学校教师。在悉心教学的同时收集大量民间中医秘方，编辑了《萧山县中医验方集锦》。

（二十）楼延臣

楼延臣（1915—1999），楼铭璋次子，自幼习医，民国时期在下祠堂门口开设药店，新中国成立后定居北京昌平，为北京儿童医院的医生，为知名中医，曾为中央领导治病。家乡亦有重症病人赴京请他诊治，诊病起死回生。

二、药香百年

自楼英后至20世纪，五六百年间，楼塔业医者接续不断，多数业医者均从楼英的《医学纲目》中取用验方，临床施治。光绪至民国间，具有影响力的医生有十数人。民国时期，在楼塔老街不足200米的一段街道上，有天元堂、义信堂、回春堂、同仁堂、万裕堂、新万裕堂等六家中药铺，而且六家药铺的开设人基本都是明代神医楼英的后代。每逢端午，六家药铺向村民分送雄黄、藿香、衣香、艾绒、乌药等夏令解毒药；当疫病流行，就赠发防御疫病的丸药散剂，传承了楼英"惠天下"的精神。

（一）清末万裕堂

清末万裕堂又称老万裕堂，是六家药店中历史最早的，清末始建，位于上街49号，店面一间，清咸丰、同治年间，慈溪有韩姓同族三人，因太平军战乱逃难，三人分别在富阳、萧山云石沈村和楼塔落户，因三人本以贩药为业，所以分别在三地重新开起了药店。到楼塔的韩老字，在上街开起了万裕堂药店，韩惠生、韩林朝、韩泰然（1919-？）祖孙四代经营有方，是当时楼塔老街生意很好的药店，他们能够顺利在楼塔立足，与楼英影响深远的医学氛围有很大的关系。

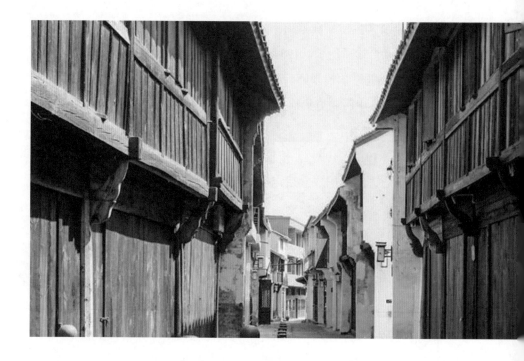

图 8-1　楼塔老街之清末万裕堂 / 楼塔历史文化研究会供图

（二）清末回春堂

回春堂药店开设于清末，最初位于下祠堂边，店主楼坛（1870—1924）是楼英二十世裔孙，他品德高尚，在地方上颇受尊重，后药店开在老街上（今上街61号处）。

（三）民国天元堂

天元堂位于上街25号，民国初年开设，开设人楼镕璋是楼英的二十世裔孙，天元堂家族人才辈出，有邦源、忠显、镕璋、延臣四代名医。新中国成立后药店关闭，店主汉臣（镕璋长子）改行成了教师，擅长书画，汉臣之弟宰臣，字浩白，是当代中国名画家。延臣在北京行医，为知名中医，曾为中央领导治病。家乡亦有重症病人赴京请他诊治，治病起死回生。

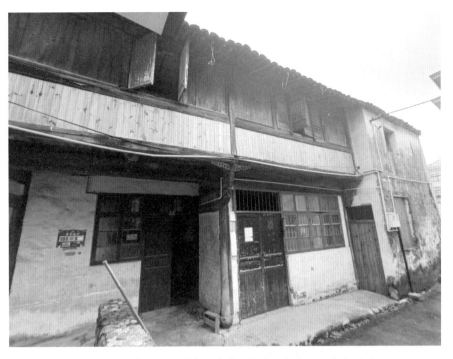

图 8-2　楼塔老街之清末回春堂 / 楼塔历史文化研究会供图

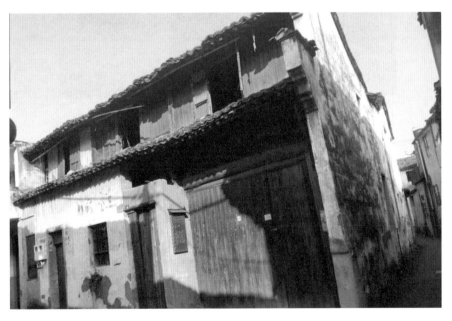

图 8-3　楼塔老街之民国天元堂 / 楼塔历史文化研究会供图

（四）民国义信堂

义信堂位于上街6号，民国初年开设，开设人楼金标是楼英第二十一世裔孙，1940年，日寇火烧直街和上街，义信堂药店曾被烧毁，抗日战争胜利后药店重新开业，楼金标去世后，由子楼上芹接任店主，新中国成立后公私合营，药铺属楼塔供销社，楼上芹为供销社店员。

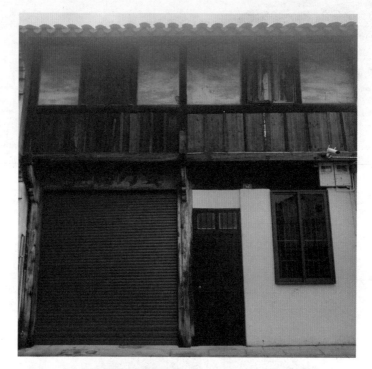

图8-4　楼塔老街之民国义信堂／楼塔历史文化研究会供图

（五）民国同仁堂

同仁堂药店是楼英十八世裔孙楼祝龄与上祠人楼海鳌合资开设，同仁堂药店最初在河上、楼塔两地都设有分店，抗日战争时因日寇侵袭而被迫倒闭。新中国成立后，楼祝龄任楼塔联合诊所第一任所长，是当年萧山十大名医之一。

（六）新万裕堂

新万裕堂位于上街42号（东）。新万裕堂开设于1940年，店主楼水鳌是楼英二十世裔孙（下祠34世）。新万裕堂其实是老万裕堂的分店，两家有亲戚关系，一开始合股开设，不分彼此。后来两家分立，为区分，称老万裕堂和新万裕堂。

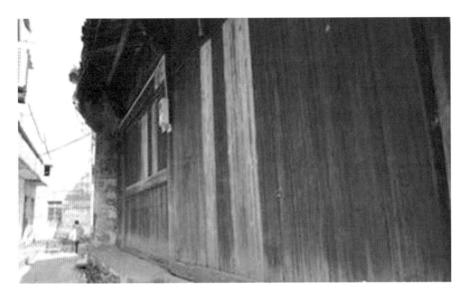

图 8-5　楼塔老街之民国同仁堂 / 楼塔历史文化研究会供图

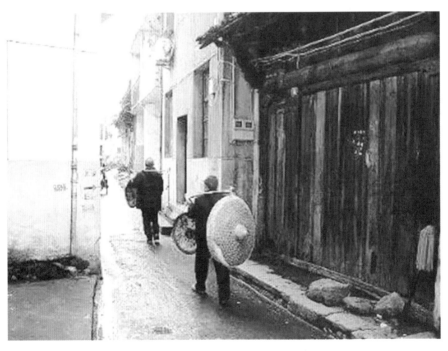

图 8-6　楼塔老街之新万裕堂 / 楼塔历史文化研究会供图

三、海内外影响

（一）国内后世影响

《浙江通志》有将萧山楼氏称为楼氏世医，从楼英开始，其后裔从医确也不少，也有著作传世，称为楼氏世医也不错；但楼英对后世的影响，绝不仅仅是楼氏后人对楼英衣钵的传承，《医学纲目》对后学多有启发，如明代医家王肯堂的《证治准绳》，就参考了《医学纲目》的体例编撰。《伤寒证治准绳·凡例》中言："楼英《纲目》，列六经正病于前而次合病、并病、汗吐下后诸坏病于后；又次之以四时感异气而变者与妇、婴终焉。而每条之中备列仲景法，然后以后贤续法附之。既概括百家，又不相淆杂，义例之善无出其右。此书篇目大抵因之。"李时珍的《本草纲目》也将《医学纲目》列为重要参考书之一，浙人吕留良弟子董废翁著《西塘感症》，本楼英《医学纲目》，折衷王肯堂《证治准绳》，专论四时感症，分总论、本病、变病、兼病四部分。诸如此类，不胜枚举。

《医学纲目》不仅为中国医家所称道，对海外医家也产生了深远影响，朝鲜医家许浚的《东医宝鉴》对《医学纲目》有较多引用，日本丹波家族的医籍中亦提及《医学纲日》的内容，可见楼英的医学思想在中外医学领域均得到了广泛的传承和发扬。

（二）《医学纲目》在日本的传播

《医学纲目》作为一部结构清晰、实用性强的教科书式的医籍，被日本医家广泛引用于其著述之中，如丹波家族、原昌克、浅田宗伯、汤本求真等医家在征引原文的基础上还对其内容有所发挥，其中尤以日本的丹波家族对其阐发最深。

丹波家族是日本颇负盛名的医学世家，在当时日本医学界专崇仲景的古方派与极力效法东垣、丹溪的后世方派之间提出了采择历代良师遗训的折衷之说，其后又将清儒擅长的考据方法运用到研究阐释医籍之中，编撰了诸多具有重要参考价值的医学书籍。

丹波元简撰写的《伤寒论辑义》（1801）、《金匮玉函要略辑义》（1806）、《素问识》（1806）及《灵枢识》（1806）等书对《医学纲目》都有所引用。日本医家对《医学纲目》引用情况见表 8-1。

表 8-1　日本医家对《医学纲目》引用情况表

作者书名	引用	医案	医论	文字考订	方药与其他
丹波元简《伤寒论辑义》	引用《医学纲目》八处	四则	两则	两则	
丹波元简《金匮玉函要略辑义》	引用《医学纲目》十四处	一则	八则	五则	
丹波元简《素问识》	引用《医学纲目》二十五处			内容多为文字考订	
丹波元简《灵枢识》	引楼氏之语六十一处			内容多为文字考订	
丹波元胤《中国医籍考》	一处				楼氏《医学纲目》的自序
丹波元坚《金匮玉函要略述义》	引用《医学纲目》五处				多与脉诊有关
丹波元坚《杂病广要》	引用《医学纲目》六十八处		其中有二十二处所引为《医学纲目》中收录的他人论述的内容，为二次引用		主要内容为医论与方药
原昌克《经穴汇解》	引用《医学纲目》二十二处				经穴位置及穴名考释
浅田宗伯《先哲医话》					引用《医学纲目》所载之方

　　《伤寒论辑义》是丹波元简 1801 年所辑的一部伤寒著作，折衷归纳了数十家伤寒注释，结合个人临床经验对《伤寒论》原文逐条进行阐释分

析，并补充了一些效方。《伤寒论辑义》有八处引用了楼氏《医学纲目》的内容，其中有医案四则，医论两则，文字考订两则。

《金匮玉函要略辑义》同样是丹波元简编撰的伤寒著作，征引《医学纲目》十四处，其中医案一则，医论八则，文字考订五则。

《素问识》与《灵枢识》是以训诂学的方法阐释《内经》原文的两部医著，其中《素问识》引《医学纲目》二十五处，《灵枢识》引楼氏之语六十一处，内容多为文字考订。

丹波元简之子丹波元胤在《中国医籍考》（1819）中收录了楼氏《医学纲目》的自序。

丹波元胤之弟丹波元坚在《金匮玉函要略述义》（1842）和《杂病广要》（1853）中也多次引用了《医学纲目》。《金匮玉函要略述义》作为对其父之作《金匮玉函要略辑义》的补充，引用《医学纲目》五处，多与脉诊有关。《杂病广要》引用《医学纲目》的内容较多，共六十八处，其中有二十二处所引为《医学纲目》中收录的他者的内容，为二次引用，其他主要内容为医论与方药。

除丹波家族的著作之外，原昌克的《经穴汇解》（1803）是一部针灸专著，对经穴位置及主治考辨精详。此书引用《医学纲目》内容二十二处，多为经穴位置及穴名考释。浅田宗伯的《先哲医话》（1880）中除了引用《医学纲目》所载之方外，还摘录了北山友松对《医学纲目》的评价，北山先生认为：《医学纲目》别为一家，与他书体裁自异。"后有附拙轩之语："有明一代医书之多，汗牛不啻。所谓类比者居多，戴复庵、吴有性、陈实功之外，仅仅数家耳。《医学纲目》亦庸中之佼佼者，此言有味。"其对《医学纲目》的评价可谓一语中的。二十世纪汤本求真所编撰的《皇汉医学》（1927）中也有《医学纲目》的身影，可见《医学纲目》一直作为日本医家的案头书广泛流传。

楼氏《医学纲目》以纲目体统摄诸病，将明以前诸多医学资料进行了重构，在此基础上楼氏又结合自身临床经验对其进行阐释发挥。日本医籍所征引的内容大致可分为医案、医论、文字考订、方药与其他等。

日本医籍所征引的医案主要为《医学纲目》中收录的北宋医家孙兆的

医案。孙兆为进士出身，官将侍郎守殿中丞、尚药奉御丞等，是宋仁宗嘉祐二年（1057）设立的校正医书局的主要成员之一，参与校正了《黄帝内经素问》《外台秘要》等书，其著有《伤寒方》2卷、《伤寒脉诀》《素问注释考误》12卷等，均佚。从楼氏《医学纲目》所记载的内容来看，孙氏在运用伤寒理论治疗疾病方面有其高明之处。

如丹波元简在《伤寒论辑义》一书中释真武汤时，引孙兆治疗太乙宫道士周德真之案："太乙宫道士周德真患伤寒，发汗出多，惊悸目眩，身战掉欲倒地。众医有欲发汗者，有作风治者，有用冷药解者，病皆不除。召孙至，曰：太阳经病得汗早，欲解不解者，因太阳经欲解，复作汗，肾气不足，汗不来，所以心悸目眩身转，遂作真武汤服之，三服微汗自出遂解。盖真武汤附子、白术和其肾气，肾气得行，故汗得来也，若但责太阳者，惟能干涸血液尔。仲景云，尺脉不足，营气不足，不可以汗，以此知肾气怯，则难得汗也矣。"此条见于《医学纲目·卷之三十二·伤寒部·战栗振摇》，文字无差。又引有孙兆论十枣汤之证治、用小陷胸汤治腹满、以五苓散和白虎汤治疗自汗等医案内容。在《金匮玉函要略辑义》中，丹波元简引用了孙兆用葶苈大枣汤治疗痰唾咳喘的验案，考其文字，均无改动。

丹波元坚的《杂病广要》所引同样为孙兆医案，如："彩帛铺刘员外，患伤寒六七日，昼夜不得眠，方眠即起，方起即倒，未尝少息，看待厌倦，召孙。孙曰：若言是气，必喘作；今无此症，非气也。时复身上冷汗出，尺寸脉皆沉，关中亦沉，重诊之鼓击于指下，此痰积寒聚于胸中也。遂用陈皮、半夏、干姜三物各一两为饮，姜半两捶碎，以水两碗，煎七分去渣，分二服。服药经时遂睡，经一昼夜不醒，既觉下痰一块，如鸡子大，其疾遂愈。凡痰症皆有冷汗，其症明矣。"此条见于《医学纲目·卷之二十一·脾胃门·内伤饮食·百病皆生于痰》，文字无改。

又在《杂病广要·脏腑类·狂·镇坠诸方》篇下的"辰砂散"条中提到："《纲目》载此方孙兆治验，宜参。云出《灵苑方》。"在《医学纲目·卷之二十五·脾胃部·狂》篇中确有此案记载："相国寺僧充忽患癫疾，经半年，遍服名医药皆不效，僧俗兄潘氏家富，召孙疗之。孙曰：今夜睡着，明后日便愈也。潘曰：且告投药，报恩不忘。孙曰：有咸物但与师吃，待渴却来道。至夜僧果渴。孙至，遂求温酒一角，调药一服与之。有顷，再索酒，与之半角。其僧遂睡，两昼夜乃觉，人事如故。潘谢孙，问其治法。曰：众人能安神矣，而不能使神昏得睡，此乃《灵苑方》中朱砂、酸枣仁、乳香散也，人不能用耳。"此外，丹波元坚还引有孙兆安蛔医案、治喉喑医案等内容，文字均同原书。

刊行于 1927 年的《皇汉医学》中也引用了孙兆医案，所选内容与丹波元简在《伤寒论辑义》与《金匮玉函要略辑义》中所引相同，为孙兆用葶苈大枣泻肺汤治疗痰唾喘咳、用小陷胸汤治疗腹满及以五苓散和白虎汤治疗自汗等内容。

从上述日本医籍所引医案来看，楼氏《医学纲目》中孙兆医案对日本医家的启发颇大，在不同时期、不同题材的日本医籍中都有引用，且均为原文引用，未改一字。尤其值得注意的是，从丹波元坚在《杂病广要》中所提到的那则医案的表述中似乎可以推断《医学纲目》可能是当时日本汉医界的普遍参考书之一，具有类似通识教材或指南的功用。

日本医家在引用《医学纲目》中的医论时，并不像引用医案那样原文照搬，而是对其内容有所评判。如丹波元简在《伤寒论辑义》论"干姜附子汤证"时，原文为"下之后，复发汗，昼日烦躁不得眠，夜而安静，不呕不渴，无表证，脉沉微，身无大热者，干姜附子汤主之"，而楼氏《医学纲目》作"日夜烦躁，不得安眠，时安静"，丹波氏认为与经文不符，评论言"不知何据"。与这种质疑态度类似的例子还有《金匮玉函要略辑义》中提到的"百劳丸"，丹波氏言："百劳丸非仲景之方，出于《医学纲目》，而吴氏方考亦云百劳丸，齐大夫传张仲景方也。未见所据。"

除了上述质疑之例，日本医家对《医学纲目》中的理论还是更多持有赞同的态度，并将其观点与其他医家观点综合比较看待。如《素问识·通评虚实论篇第二十八》释"仆击"，言："张云，暴仆如击也。楼氏《纲目》云，其卒然仆倒，经称为击仆，世又称为卒中风，是也。简按：《九宫八风篇》云，其有三虚，而偏中于邪风，则为击仆偏枯矣，楼说为长。吴云，暴仆，为物所伤也。志云，癫痫之外实也。俱属臆解。"又如《灵枢识·根结篇第五》释"颇大者钳耳也",言:"马云,谓头维穴也。张云,足阳明下者根于厉兑,上者结于承泣,今曰颇大者,意谓项颃之上大迎穴也,大迎在颊下两耳之旁,故曰钳耳。志云,颇大者颃颇也,在上之中,两耳之间,故曰钳耳。简案:楼氏云,颇大谓额角入发际,头维二穴也,以其钳束于耳上,故名钳耳也。知马根据楼说,今从之。《甲乙》作结于颃颇,颃颇者钳大,钳大者耳也,义未详。"

丹波元坚的《杂病广要》在引用楼氏《医学纲目》时则多为原文引用及二次引用,很少加以评论,如论诸疟之脉的脉候引楼氏言:"若多寒而但有寒者,其脉或洪实或滑,当作实热治之,若便用桂枝误也。如或多热而但有热者,其脉或空虚或微弱,当作虚寒治之,若便用白虎汤亦误也。所以欲学人必先问其寒热,或热多热少,或寒多寒少,又诊脉以参之,百无一失矣。"此条见于《医学纲目·卷之六·阴阳脏腑部·疟寒热》。又如释痛痹证治,则引《医学纲目》中引用的李东垣和血散痛汤方论:"两手十指,一指疼了一指疼,疼后又肿,骨头里痛,膝痛,左膝痛了右膝痛,发时多则五日,少则三日,昼轻夜重,痛时觉热,行则痛轻,肿却重。解云:先血后气,乃先痛后肿,形伤气也。"此条见于《医学纲目·卷之十二·肝胆部·行痹》,均一字无差。受到清代考据学风的影响,日本医家将考据学的研究方法运用到了对医理的分析之中,楼氏在《医学纲目》中相关内容的文字考订被作为一种判断正误的标准而被多次引用,其中尤以丹波元简的《素问识》与《灵枢识》中多见,从其所引内容来看,楼氏在对《内经》原文的理解上没有尊古崇经,以为一字不可改,而是积极将自己质疑的观点书写下来,以供后世医家参考。

如《素问识·生气通天论篇第三》中"营气不从"条下引《医学纲目》云:"营气不从,逆于肉理,乃生痈肿十二字,旧本元误在及惊骇之下。"此条见于《医学纲目·卷之一·阴阳脏腑部·阴阳》,此处丹波元简按楼氏所言改定,认为"虽不知古文果然否,其说则颇明备,故附存于此"。又有《素问识·金匮真言论篇第四》中"按跷"条引《医学纲目·卷之一·阴阳脏腑部·五脏》云:"按跷二字非衍文,其上下必有脱简,即冬不藏精者,春必温病之义也。"《灵枢识·经筋篇第十三》释"名曰季冬痹"言："楼氏以此五字，移前段唾血脓者死不治下，张同。云手少阴之经，应十二月之气也，此节旧在后无用燔针之下，盖误次也，今移正于此。"则从楼说改误。又《灵枢识·刺节真邪篇第七十五》"有所疾前筋筋屈"条下："《甲乙》无一筋字。楼氏云：前筋二字，衍文也，筋当作结。简案：今从楼说。"这些均为丹波氏对楼氏观点的认同与传承。

当然，在对有些经文的理解上，丹波氏并未取用楼氏的观点，如《素问识·宣明五气篇第二十三》释"并于脾则畏"，言："马云：《阴阳应象大论》曰思，而兹曰畏者，盖思过则反畏也。高云：思虑者，脾之精，今曰畏者，虑之至也。楼云：畏，当作思。简按：《九针论》亦作畏，《甲乙》作饥。（与王注一经同）"以《灵枢·九针》为判断依据，未从楼说。

《医学纲目》中收录整理了明以前医家的医学经验，其中包含大量的方药内容，这一部分内容也是日本医家常引用的对象，其中又以丹波元坚的《杂病广要》中引用最多。如破伤风的证治中引有："初觉疮肿起白痂，身寒热，急用玉真散贴之。伤在头面，急嚼杏仁和雄黄白面敷疮上，肿渐消为度。若腰脊反张，四肢强直，牙关口噤，通身冷，不知人，急用蜈蚣研细末，擦牙，吐出涎沫立苏。（《纲目》）"此条见于《医学纲目·卷之十一·肝胆部·破伤风》。又引有治疗患劳的火烧香法："《经验》治患劳，火烧香法，玄参一斤，甘松六两，为末，炼蜜一斤和匀，入瓷瓶内封闭，地中窨十日取出，更用灰末六两，更炼蜜六两和匀，入瓶内封，更窨五日取出，烧入鼻中，常闻香，疾自愈。（《纲目》）"此条见于《医学纲目·卷之五·阴阳脏腑部·劳瘵骨蒸热》，原文为："〔《经验》〕治患劳人。烧香法：玄参一斤，甘松六两为末，炼蜜一斤，和匀，入瓷瓶内，封闭地中，埋窨半日，取出。更用炭末六两，炼蜜六两，和匀，入瓶内，封窨五日，取出烧。使鼻中常闻香气，疾自愈矣。"文字有些许差异。考《证类本草》《普济方》所载，应为"入瓷瓶内封闭，地中埋窨十日取出"。"半"字为"十"字之误。

针灸经穴的内容也常被日本医家所引用，原昌克的《经穴汇解》中就大量引用了《医学纲目》关于经穴的论述，如阴都穴："一名通关（《医纲》）……按《医学纲目》引《摘英》曰：通关，在中脘旁，各五分。针入八分，左捻能进饮食，右捻能和脾胃。许氏曰：此穴一针四效，凡下针后，良久觉脾磨食，觉针动，为一效；次针破病根，腹中作声，为二效；次觉流入膀胱，为三效；又次觉气流行腰后骨空间，为四效。"此条见于《医学纲目·卷之二十二·脾胃部·噎》。又如太都穴："太都（《灵枢》）本节之前下，陷者之中也，为荥。（《灵枢》）大指本节内侧，赤白肉际。（《肘后》）按本节，谓大指本节，承上文也，前，旧作后，《甲乙》《千金》《千金翼》《外台》《次注》《资生》，以下诸书，从之。《医学纲目》独作本节之前是也，不然则太白，不应容核骨下，故今订之。"此条原昌克则是以楼说为准，订正穴位所在。此类内容还有很多，因篇幅有限不再赘述。

真柳诚先生曾经对中日韩越四国的古医籍数据进行过比较研究，其中虞抟的《医学正传》、李梴的《医学入门》与龚廷贤的《万病回春》三书是被日韩越三国多次引用、翻刻的最受欢迎的中国医籍。这三部书的共同之处在于部头较小，并使用歌赋形式叙述医理及方药，简单明了。而楼英的《医学纲目》则为大部头之作，体系完备、理法详尽，与上述三部书籍有近似于科普畅销书与专业教材的区别，这或许是为何从统计数据上来看《医学纲目》的流传广度不如上述三部医籍的原因。从上述日本医籍引《医学纲目》的内容来看，日本医家从中吸取了楼氏整理和阐述的关于前代医案、医学理论、文字训释及方药证治等方面的知识，并借助这些来理解和分析更为古奥的医学经典。从日本医家引用《医学纲目》内容的态度来看，《医学纲目》在当时已作为日本医家的重要参考书之一活跃于日本汉医学界。

（三）《医学纲目》在朝鲜的传播

朝鲜医家许浚的《东医宝鉴》对《医学纲目》有较多引用，许浚（1546—1615），朝鲜李氏王朝明宗元年三月初五生，字清源，号龟岩，金铺郡人。朝鲜著名医学家，太医院御医，曾经为宣祖和光海君治疗疾病。他将别的国家的医学书籍翻译为韩语，1610年完成了《东医宝鉴》，为朝鲜时代韩医的发展做出了巨大的贡献。《东医宝鉴》一书共有二十五卷，二十五册，分《内景篇》四卷，《外形篇》四卷，《杂病篇》十一卷，《汤液篇》三卷,《针灸篇》一卷,共五部分。《内景篇》主要记述精、气、神、血、梦、声音、言语、津液、痰饮等和五脏六腑的功能;《外形篇》主要记述可见部位的解剖、生理、病理学现象和相关疾病;《杂病篇》主要记述诊察法和病因,不包括在《内景篇》和《外形篇》的各种疾病、妇产科病和小儿科病;《汤药篇》主要记述当时用的各种汤剂;《针灸篇》主要记述针法和灸法。

《东医宝鉴》每卷含有大量的内容,从《灵枢经》《素问》开始,引用《伤寒论》《诸病源候论》《千金方》等经典医书,还有宋、元、明朝的主要医书,特别是许浚在世当时或者之前已撰成的《医学纲目》《本草集要》《古今医鉴》《万病回春》《医学入门》等 200 多种书籍。崔秀汉编著《朝鲜医籍通考》介绍了《东医宝鉴》引《医学纲目》942 条。中国中医科学院的 2015 级党志政的硕士毕业论文详细研究了《东医宝鉴》引录的中医文献,认为其中征引了《医学纲目》966 次的内容,引文有 4 万余字。

本书以中国中医药出版社 1993 年出版的郭霭春主校的《东医宝鉴》和《医学纲目》明嘉靖四十四年曹灼刻本为研究文本,研究《东医宝鉴》各个卷、篇征引《医学纲目》相关的内容,以"纲目"为检索词,共检索到 929 条《医学纲目》引文。《东医宝鉴》征引《医学纲目》尤以《杂病篇》最多,《外形篇》次之,其后是《内景篇》《针灸篇》,引用最少的是《汤液篇》,而《杂病篇》中以卷之十一"小儿"引用频次最多。整理后发现在许浚收录的《医学纲目》中,又以涉及各类疾病治疗方法的内容居多,占引用总量的半数以上。治疗方法中又以秘方、单方、艾灸法为主。

纵观许浚在《东医宝鉴》中征引的《医学纲目》条文,在符合该书编辑原则的基础上,既忠于原著,又表达了自己的学术观点。其引用的条文与《医学纲目》对照,引用的内容包括医论、病证、药方、针方、医案等。《东医宝鉴》引文与《医学纲目》原文对照情况见以下表 8-2 至表 8-17。

1.《东医宝鉴》对《医学纲目》医论的引用

表 8-2 《东医宝鉴》对《医学纲目》医论的引用（1）

《东医宝鉴·内景篇卷之一·血·荣卫异行》	《医学纲目·卷之一·阴阳脏腑部·阴阳·荣卫循行》
《纲目》曰：荣气之行，自太阴始，至足厥阴终，一周于身也。详其一周于身，外至身体四肢，内至五脏六腑，无不周遍，故其五十周，无昼夜阴阳之殊。卫气之行则不然，昼但周阳于身体四肢之外，不入五脏六腑之内；夜但周阴于五脏六腑之内，不出于身体四肢之外，故必五十周，至平旦方与荣大会于肺手太阴也。	荣气之行，自手太阴始，至足厥阴终，而一周于身也。详其一周于身，外至身体四肢，内至五脏六腑，无不周遍，故其五十周，无昼夜阴阳之殊。卫气之行则不然，昼但周阳于身体四肢之外，不入五脏六腑之内；夜但周阴于五脏六腑之内，不出身体四肢之外，故必五十周，至平旦方与荣大会于肺手太阴也。

通过上表得知，许浚引用的《医学纲目》条文与原文几乎分毫不差，直接引用楼氏对于"荣卫循行"的见解。可见，在医学基础理论方面，许浚遵照原著而未加删改。

表 8-3 《东医宝鉴》对《医学纲目》医论的引用（2）

《东医宝鉴·内景篇卷之三·五脏六腑·胞为血室》	《医学纲目·卷之一·阴阳脏腑部·阴阳》
血室者，血之所居也，荣卫停止之所，经脉流会之处，冲脉是矣。冲脉为血海，诸经朝会。男子则运而行之，女子则停而止之。男既运行，故无积而不满；女既停止，故有积而能满。满者以时而溢，谓之信，即月水也，以象月盈则亏也。（《纲目》）	成氏云：血室者，血之所居也，荣卫停止之所，经脉流会之处，冲脉是矣。夫冲者，奇经之一也，起于肾下，出于气街，并足阳明经挟脐上行，至胸中而散焉，为诸经之海也。启玄子云：冲为血海，诸经朝会，男子则运而行之，女子则停而止之，是皆谓之血室。《内经》云：任脉通冲脉，男既营运，女既停止，故营运者无积而不满，动也；停止者有积而能满，静也。不满者，阳也，气也。能满者，阴也，血也。故满者以时而溢，为之信，有期者动也。

《医学纲目》反映了楼英的医学思想和学术特点。从上表可以看出，许浚在理解原著医学思想的基础上，用更为精练的话语进行表达，使引文含义一目了然而不致冗长繁杂。

表 8-4 《东医宝鉴》对《医学纲目》医论的引用（3）

《东医宝鉴·内景篇卷之一·精·精滑脱属虚》	《医学纲目·卷之二十九·肾膀胱部·梦遗》
《纲目》曰：梦遗，属郁滞者居大半，庸医不知其郁，但用涩剂固脱。殊不知愈涩愈郁，其病反甚。	详此治梦遗方属郁滞者居大半，庸医不知其郁，但用龙骨、牡蛎等涩剂固脱，殊不知愈涩愈郁，其病反甚。

楼英认为医学之要"皆不出乎阴阳五行"，总结出"盖血气也，表里也，上下也，虚实也，寒热也，皆一阴阳也；五脏也，六腑也，十二经也，五运六气也，皆一五行也"的学术观点，楼氏把阴阳五行与病证治则联结在一起的学术思想，是一种以阴阳为总纲，病位与病性结合的辨证模式。许浚也将这种观点融入了自己的医学体系。

表 8-5 《东医宝鉴》对《医学纲目》医论的引用（4）

《东医宝鉴·杂病篇卷之七·痈疽上·治痈疽大法》	《医学纲目·卷之十八·心小肠部·痈疽·肿疡》
痈之初发，当以洁古法为主，表者散之，里者下之，火以灸之，药以敷之，脓未成者必消脓，已成者速溃也。疽之初发，当以涓子法为主，补填脏腑令实，勿令下陷之邪蔓延，外以火灸，引邪透出，使有穴归着而不乱，则可转死回生，变凶为吉矣。（《纲目》）	痈之初发，当以洁古法为主，表者散之，里者下之，火以灸之，药以敷之，脓未成者必消，脓已成者速溃也。疽之初发，当以涓子法为主，补填脏腑令实，勿令下陷之邪蔓延，外以火灸，引邪透出，使有穴归着而不乱，则可转死回生，变凶为吉。

通过上表可见，《东医宝鉴》的"治痈疽大法"来源于《医学纲目》"肿疡"，对引文未加改动而直接引用。许浚对于楼氏将阴阳五行与病证、治则结合的学术思想持肯定赞成的态度，进而宣扬传播了楼氏的医学观点。

表 8-6 《东医宝鉴》对《医学纲目》医论的引用（5）

《东医宝鉴·杂病篇卷之二·寒上·伤寒阳证》	《医学纲目·卷之三十·伤寒部·太阳病》
凡仲景称太阳病者，皆表证，发热，恶寒，头项痛也。若脉大，则与证相应，宜发汗。若脉反微，不与证相应，则不可发汗，但用一二各半汤和之可也。（《纲目》）	凡仲景称太阳病者，皆表症，发热，恶寒，头项强痛也。若脉浮大，则与症相应，宜发汗。今见表症而脉反微，不与症应，故不可发汗，但用一二各半汤等和之可也。

"辨证论治"也是楼氏医学的一大特色，许浚在引文中也体现了辨证论治的思想。从伤寒阳证的论述中，不难发现，许浚延续了楼英"辨异同而论治"的医学特点，并载录了楼英的相关论述。

2.《东医宝鉴》对《医学纲目》病证的引用

表 8-7 《东医宝鉴》对《医学纲目》病证的引用（1）

《东医宝鉴·内景篇卷之一·神·癫痫》	《医学纲目·卷之十一·肝胆部·癫痫》
凡癫痫仆时，口中作声。将省时，吐涎沫。省后又复发，时作时止而不休息。中风、中寒、中暑、尸厥之类，则仆时无声，省时无涎，后不再发。（《纲目》）	凡癫痫仆时，口中作声，将省时，吐涎沫，省后又复发，时作时止，而不休息。中风、中寒、中暑、尸厥之类，则仆时无声，省时无涎沫者，后不复再发，间有发者，亦如癫痫之常法也。

表 8-8 《东医宝鉴》对《医学纲目》病证的引用（2）

《东医宝鉴·内景篇卷之二·声音·喑哑有二》	《医学纲目·卷之二十七·肺大肠部·喑》
喑者，邪入阴分也。《内经》曰：邪搏阴则为喑。又曰：邪入于阴，搏则为喑。然有二症，一曰舌喑，乃中风，舌不转运之类是也。二曰喉喑，乃劳嗽失音之类是也。盖舌喑，但舌本不能转运、言语，而喉咽音声则如故也。喉喑，但喉中声嘶，而舌本则能转运、言语也。（《纲目》）	喑者，邪入阴部也。经云：邪搏阴则为喑。又云：邪入于阴，搏则为喑。然有二症：一曰舌喑，乃中风舌不转运之类是也；一曰喉喑，乃劳嗽失音之类是也。盖舌喑，但舌本不能转运、言语，而喉咽音声则如故也；喉喑，但喉中声嘶，而舌本则能转运言语也。

表8-9 《东医宝鉴》对《医学纲目》病证的引用（3）

《东医宝鉴·内景篇卷之一·神·癫狂》	《医学纲目·卷之二十五·脾胃部·狂癫》
癫狂：阳虚阴实则癫，阴虚阳实则狂。又曰：阳盛则狂，狂者欲奔走叫呼。阴盛则癫，癫者眩倒不省。百口狂谓妄言、妄走也，癫谓僵仆、不省也。经有言狂癫疾者，又言癫疾为狂者。是癫狂为兼病也。（《纲目》）	狂谓妄言妄走也，癫谓僵仆不省也，各自一症，今以狂入脾部，癫入肝部。然经有言狂癫疾者，有言狂互引癫者，又言癫疾为狂者，此则又皆狂癫兼病。今病有妄言妄走，顷时前后僵仆之类，有僵仆后妄见鬼神，半日方已之类，是以癫狂兼病者也。

从对癫痫、喑哑等病证的论述可以看出，许浚对《医学纲目》病证概念有直接引用；对癫和狂的认识则没有全文照录，只保留了核心的概念。

3.《东医宝鉴》对《医学纲目》药方的引用

表8-10 《东医宝鉴》对《医学纲目》药方的引用（1）

《东医宝鉴·内景篇卷之一·神·癫痫》	《医学纲目·卷之十一·肝胆部·癫痫》
五痫丸：治癫痫，不问新久。 半夏二两，酒洗，焙，白僵蚕炒，一两半，南星炮，乌蛇肉、白矾各一两，白附子五钱，麝香三钱，另研，朱砂二钱半，水飞，全蝎二钱，炒，雄黄一钱半，另研，蜈蚣半条，去头足，炙，皂角四两，捶碎，水半升浸揉汁，与白矾同熬干，研。 上为末，姜汁、面糊和丸，梧子大。每三十丸，姜汤下。（《纲目》）	杨氏家藏五痫丸：治癫痫发作，不问新久，并宜服之。 天南星（炮，一两） 乌蛇肉（酒浸一宿，去皮骨，焙，一两） 朱砂（二钱半，另研） 全蝎（二钱，去毒，炒） 半夏（二两，酒洗，焙） 雄黄（一钱半，另研） 蜈蚣（半条，去头足，炙） 白附子（半两，炮） 白僵蚕（一两半，炒去丝） 麝香（三钱，另研） 白矾（一两） 皂角（四两，捶碎，水半升，揉汁与白矾同熬干，研） 上为末，姜汁煮面糊丸，如梧子大。每服三十丸，姜汤下。

表 8-11 　《东医宝鉴》对《医学纲目》药方的引用（2）

《东医宝鉴·内景篇卷之一· 神·癫狂》	《医学纲目·卷之二十五· 脾胃部·狂》
辰砂散：治诸癫狂，狂言妄走，魂魄不守，不得睡卧。辰砂须光明墙壁者一两，酸枣仁微炒、乳香光莹者各五钱。上为细末。先量病人饮酒几何，置病人静室中。以前药都作一服。调温酒一盏，令顿饮至沉醉，但勿令吐。若不能饮，随量取醉，服药讫，便安置床枕令卧。病浅者，半日至一日。病深者，三两日。熟睡令家人潜伺之，勿唤觉，亦不可惊触使觉，待其自醒，即神魂定矣。万一惊悟，不可复治。（《纲目》）	辰砂散：治风痰诸痫，狂言妄走，精神恍惚，思虑迷乱，乍歌乍哭，饮食失常，疾发仆地，吐沫戴目，魂魄不守，医药无验。辰砂（一两，须光明有墙壁者）、酸枣仁（半两，微炒）、乳香（半两，光莹者），上量所患人饮酒几何，先令恣饮沉醉，但勿令吐，至静室中以前药都作一服，温酒调下，作一盏调之，令顿饮。如饮酒素少人，但以随量取醉，服药讫，便安置床枕令卧。病浅者半日至一日，病深者三两日，令家人潜伺之，鼻息匀调，但勿唤觉，亦不可惊触使觉，待其自醒，即神魂定矣。万一惊悟，不可复治。正肃吴公少时心病，服此一剂，五日方寤，遂瘥。

表 8-12 　《东医宝鉴》对《医学纲目》药方的引用（3）

《东医宝鉴·内景篇卷之二· 血·亡血脱血证》	《医学纲目·卷之四·阴阳脏腑部· 治虚实法》
三才丸：补血虚。天门冬、熟地黄、人参各等分。上为末，蜜丸，梧子大。每服百丸。酒、饮任下。（《纲目》）	三才丸：天门冬、地黄、人参各等分，为末，炼蜜丸。空心服。

表 8-13 　《东医宝鉴》对《医学纲目》药方的引用（4）

《东医宝鉴·内景篇卷之二· 血·衄血》	《医学纲目·卷之三十二·伤寒部· 鼻衄续法》
滑石丸：治伤寒不得汗，以致鼻衄，才见血，急用此止之。滑石末，饭丸，梧子大。每十丸。微嚼破，新水咽下，立止。（《纲目》）	〔《本》〕治伤寒衄血，滑石丸：滑石末不以多少，饭丸，如桐子大。每服十丸，微嚼破，新水咽下立止。用药末一钱，饭少许，同嚼下，亦得。

　　从上表中可以看出，许浚对《医学纲目》医方的选用基本上尊重原文，药物组成和剂量均保留原貌。

4.《东医宝鉴》对《医学纲目》针方的引用

表 8-14　《东医宝鉴》对《医学纲目》针方的引用（1）

《东医宝鉴·内景篇卷之一·精·针灸法》	《医学纲目·卷之二十九·肾膀胱部·梦遗》
遗精、梦泄，心俞、白环俞、膏肓俞、肾俞、中极、关元等穴，或针、或灸。（《纲目》） 失精、精溢，中极、大赫、然谷、太冲等穴，皆主之。（《纲目》） 虚劳、失精，宜取大赫、中封。（《纲目》） 遗精、五脏虚竭，灸曲骨端一穴，四七壮。穴在前阴横骨中央，曲如月。中央是也。（《纲目》）	〔《玉》〕遗精白浊，夜梦鬼交：心俞（一分，沿皮向外一寸半，先补后泻，灸不宜多）、白环俞（一寸半，泻六吸，补一呼）。〔《撮》〕又法：白环俞（一寸半，灸五十壮，与中极相平）、肾俞、中极（灸随年壮）。
	〔《甲》〕丈夫失精，中极主之。男子精溢，阴上缩，大赫主之。男子精溢，胫酸不能久立，然谷主之。男子精不足，太冲主之。
	虚劳失精，阴缩，茎中痛：大赫（三七壮）、中封（灸）。
	〔华〕遗精，五脏虚竭（东阳同）：曲骨端（四七壮，在阴横骨中央曲如月，中央是也）。

表 8-15　《东医宝鉴》对《医学纲目》针方的引用（2）

《东医宝鉴·内景篇卷之一·神·针灸法》	《医学纲目》
健忘，取列缺、心俞、神门、中脘、三里、少海。又，灸百会。（《纲目》） 失志痴呆，取神门、中冲、鬼眼、鸠尾、百会、后溪、大钟。（《纲目》） 善恐，心惕惕，取然谷、内关、阴陵泉、侠溪、行间。（《纲目》）	《医学纲目·卷之十六·心小肠·健忘》 〔《集》〕健忘：列缺、心俞、神门、中脘、三里、少海（灸）。
	《医学纲目·卷之二十五·脾胃部·狂》 〔《集》〕失志呆痴：神门、中冲、鬼服、鸠尾、百会。
	《医学纲目·卷之二十九·肾膀胱部·恐》 《内经》针灸善恐有三：……其三取胆经云：胆病者善太息，口苦，呕宿汁，心下澹澹，恐人将捕之，取阴陵泉。又云：善呕，呕有苦，善太息，心中憺憺，恐人将捕之，邪在胆，逆在胃，胆液泄则口苦，胃气逆则呕苦，故曰呕胆。取三里以下，胃气逆则少阳血络以闭胆逆，却调其虚实，以去其邪是也。 〔《甲》〕心如悬，哀而乱，善恐，嗌内肿，心惕惕恐如人将捕之，多涎出，喘少气，吸吸不足以息，然谷主之。澹澹而善惊恐，心悲，内关主之。（《千金》作曲泽）

从上表可以看出，许浚对《医学纲目》的针灸方根据同类病证进行了分类汇总，把健忘、狂、恐等病证均归入"神"，简单明了，更为临床实用。

5.《东医宝鉴》对《医学纲目》医案的引用

表 8-16 《东医宝鉴》对《医学纲目》医案的引用（1）

《东医宝鉴·内景篇卷之一·神·癫狂》	《医学纲目·卷之二十五·脾胃部·狂》
一僧忽患癫疾，不得眠卧，诸药不效。孙兆曰：今夜睡着，明后日便愈也。但有咸物，任与师吃，待渴却来道。至夜僧果渴，孙以温酒一角，调药一服与之。有顷再索酒，与之半角。其僧两昼夜乃觉，人事如故。人问其故。孙曰：众人能安神矣，而不能使神昏得睡。此乃《灵苑方》中辰砂散也，人不能用之耳。（《纲目》）	〔孙〕相国寺僧充忽患癫疾，经半年，遍服名医药皆不效，僧俗兄潘氏家富，召孙疗之。孙曰：今夜睡着，明后日便愈也。潘曰：且告投药，报恩不忘。孙曰：有咸物但与师吃，待渴却来道。至夜僧果渴。孙至，遂求温酒一角，调药一服与之。有顷，再索酒，与之半角。其僧遂睡，两昼夜乃觉，人事如故。潘谢孙，问其治法。曰：众人能安神矣，而不能使神昏得睡，此乃《灵苑方》中朱砂、酸枣仁、乳香散也，人不能用耳。
一人病阳厥，狂怒骂詈，或歌或哭，六脉无力，身表如冰石，发则叫呼高声。易老曰：夺食则已。因不与食，又以大承气汤方（见寒门）下之五七行，泻渣秽数斗，身温脉生而愈。（《纲目》）	〔海〕许氏病阳厥，狂怒骂詈亲疏，或哭或歌，六脉举按无力，身表如水石，发即叫呼声高。洁古云：夺食则已。因不与之食。予用大承气汤下之，得脏腑渣秽数升，狂稍宁。数日复发，复下。如此五七次，行大便数斗，疾瘥。身温脉生，良愈。此易老夺食之法也。

表 8-17 《东医宝鉴》对《医学纲目》医案的引用（2）

《东医宝鉴·内景篇卷之一·精·精滑脱属虚》	《医学纲目·卷之二十九·肾膀胱部·梦遗·五倍子治遗精》
一人虚而泄精，脉弦大，服诸药不效，后用五倍子一两，白茯苓二两为丸，服之良愈。五倍涩脱之功，敏于龙骨、蛤粉也。（《纲目》）	王元珪虚而泄精，脉弦大，累与加减八物汤，吞河间秘真丸及珍珠粉丸，其泄不止。后用五倍子一两，茯苓二两为丸，服之良愈。此则五倍子涩脱之功，敏于龙骨、蛤粉也。

在许浚引用的 929 条《医学纲目》原文中，多数集中在《外形篇》与《杂病篇》。部分引文与原著基本相同，多数引文较原著精练，少数引文许氏结合自身临证经验给予了进一步的阐释和补充。综上可知，许浚吸取了楼氏的医学思想，将其编入了《东医宝鉴》。说明楼氏的医学思想对许浚乃至整个朝鲜医家产生了较大的影响，在某种程度上促进了朝鲜医学的进步与发展。且楼英是"私淑于丹溪"的医学大家，许浚在尊崇丹溪的基础上发扬了楼氏独有的医学思想。

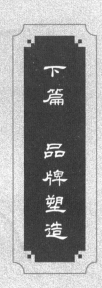

下篇 品牌塑造

第九章　学术品牌

一、楼英古评今鉴

清·康熙二十三年《浙江通志·卷四十二·方技》评：楼英，字全善，萧山人。著《运气类注》四卷；《医学纲目》四十卷。王应华传其学。

清·乾隆元年《浙江通志·卷一百九十七·方技下》评：楼英，精医术，被召进京，以老疾辞归。著有《仙岩文集》二卷，《运气类注》四卷，《医学纲目》四十卷。

1935年《萧山县志稿·卷三十一·人物·方技》评：楼英，夙出儒家，长医、《易》，洞阴阳消息之宜。知元室将乱，不求仕进。平居寻绎《内经》及诸方药，妙究其蕴，医大有名。又与金华戴思恭友善，戴得名医朱丹溪之传，英与讲论忻合无间，名益著闻。洪武中，临淮丞孟恪荐之，太祖召见，以老赐归。

方遂初《楼全善先生传》（见方春阳《中国历代名医碑传集》）评：先生姓楼氏，讳英，一名公爽，字全善。世居萧山长山乡楼家塔。曾祖文隽，明敏嗜学，凡经史、天文、历算、阴阳、医药之属，靡不精研而穷其蕴。宋开庆中，秘书少监洪公荐于朝，授登仕郎行在院检阅文字，未几以父疾免归。祖某，隐德弗耀。父某，亦儒而善医，尝谓：贫欲资身，莫如谓师；贱欲救世，莫如行医。先生禀承家学，夙习儒书，尤长以《易》，洞识阴阳消息之宜。知元室将乱，不求仕进。平居寻绎《内经》及诸方药，骊珠在握，医大有名。又与金华戴思恭友善，戴得名医朱丹溪之传。先生与之讲论，忻合无间，名益著闻。洪武戊辰春，乡村病喉疫者甚众，盖前年终之气及当年初之气二火之邪也。先生用甘桔汤加黄连、半夏、僵蚕、牛蒡等治之，夹虚者加参、芪、当归辈，水浆不入者先用解毒雄黄丸，醋磨化之灌喉，痰出更用姜汁灌之，无不神效。他医用胆矾等酸寒点过者，皆邪郁不出而无救。翁仲政久泄，早必泄一二行，泄后便轻快，诸医投剂，始若有功，终则弗效，求治于先生。先生诊其脉，滑而少弱，谓曰：此食积在脾也。先与厚朴和中丸五十丸，大下之后，以白术为君，枳壳、茯苓、半夏为臣，厚朴、炙甘草、黄芩、黄连、川芎、滑石为佐，吴茱萸十余粒为使，加生姜煎服，十余帖而愈。一妇产后洗浴，气喘，但坐不得卧已五日，恶风，得暖稍宽，百药不效。先生视其脉，两关动而尺寸俱虚，盖亡血之体，复感寒邪也。授牡丹皮、桃仁、桂枝、茯苓、干姜、枳实、厚朴、桑白皮、紫苏、五味子、蒌仁为剂，二三服，其疾如失。一男子病目珠痛月余，至夜，连眉棱骨及头半边肿疼。医用黄连膏点之反甚，诸药不效。灸厥阴、少阳痛遂止，然半日又作。先生以夏枯草二两，香附二两，甘草四钱，为末，每服一钱半，清茶调下，四五服良愈。大验孔多，不可胜记。所著有《仙岩文集》二卷，《运气类注》四卷，《参同契药物火候论释》若干卷，《仙岩日录杂效》若干卷，尤以《医学纲目》四十卷获誉杏林。洪武中，先生游金陵，临淮丞孟恪荐之。太祖召见，应对称旨，欲官以太医院，以老病固辞，遂得赐归。晚隐于仙居岩，以著述自娱。戴思恭赠以联：闭户著书多岁月，挥毫落纸如云烟。盖状其实云。洪武二十二年卒，年七十。弟子王应华传其学。

何时希著《中国历代医家传录》评：楼英，元·至顺三年三月十五日生，明建文二年十一月十九日卒（1332—1400）。7 岁，秉承母训，授读《内经》。元·至正四年（1344）秋，母疾，浦江戴原礼奉父命专程到萧山治疗，三月曾三往返焉。英亲尝汤药，有孝名。母疾渐瘳，心甚德之，遂向原礼学医。元·至正二十二年（1362），楼英始设馆授徒。（何时希按：医家迫于生计，常有设馆授徒，恃苜蓿以维生者，因医名不盛时，甚清苦也。）并研究《素》《难》之旨，广行活人之术，集资料始纂《医学纲目》。明·洪武十年（1377），楼英 46 岁，医名播于江湖，闻于朝堂。朱元璋患病召见，入京调治，俱合上意，赐官医院。楼以老病上表申谢，8 月，以老赐归。明·洪武十三年（1380），《医学纲目》粗具规模，争相传抄。洪武十六年（1383），著《仙岩日记》成，盖记政治、读书心得及治验之书。其《仙岩漫录》，由次子楼师儒于1399年整理完成。洪武二十九年（1396），著成《内经运气补注》，并重修《医学纲目》成。（时希按：自31岁经始，是年65岁，盖三十五年而始成。）

《中医大辞典》评：楼英（1332—1400），明代医学家。一名公爽，字全善。浙江萧山人。年轻时开始习医，读医书较多，钻研三十年，曾被朱元璋召到南京治病。楼氏遵从《内经》等古典医著，认为千变万化之病态，都离不开阴阳五行。著有《医学纲目》，对后世医学有一定影响。

二、《医学纲目》评鉴

《中国医学大成总目提要》评：《医学纲目》四十卷，分阴阳脏腑部九卷，阐明虚实、寒热、诊脉、察病、方药、刺灸、调摄、宜禁等类，为医学之总部。……每部之中，于病证、治法、方药又各有区别。治法皆以正门为主，支门为辅。假如心痛为正门，治法则以心痛正门为主，而卒心痛、胎前产后，则旁考以佐之。凡门分上下者，其上皆《内经》之原法，其下则为后贤之续法。……凡经有异文错脱者，一一考证之，传失经旨、众论矛盾者，依经辨明之。庶几诸家之异同得失，得以触类旁通，了如指掌，实为医学类书中之最有法度者。

《医学纲目》（1937年上海世界书局出版广告）评：本书之辑经传方书，一以阴阳脏腑分病析法而类聚之。分病为门，门各定阴阳脏腑之部于其卷首，而大纲著矣。析法为标，标各撮阴阳脏腑之要于其条上，而众目彰矣。病有同其门者，立支门以附之，法有同其标者，立细标以次之。全书凡四十卷，以仿古大字排印，藏之中笥，以便考求，临病之际，法度有归，为医书之要籍。

《中医文献辞典》评：《医学纲目》四十卷，中医全书。本书以《内经》等古典医著为本，博学多能，探明医理。认为千变万化之病态都离不开阴阳五行，结合个人见解分部论述。卷首为运气占候；卷一至九为阴阳脏腑部，属医学总论，广泛阐述虚实、寒热、诊脉、察病、方药、疗法、刺灸、调摄、宜禁等内容；卷十至二十九介绍脏腑有关病证证治，将多种病证，根据其病理、证候特点，分别归属该脏腑部，如肝胆部则将中风、癫痛、痉厥、破伤风、瘛疭、颤振、怒气、目疾、诸疝、胁痛、前阴诸疾、头痛等归入，其中以内科杂病为主，兼及外科、五官科等病证；卷三十至三十三伤寒部，所论以伤寒病证为主，兼述温病、暑病、瘟疫等；卷三十四至三十五妇人部，叙述妇人病通治，经、带、胎前、产后等病；卷三十六年至三十九小儿部，介绍小儿病通治，五脏所主各种病证；卷四十运气部，内有《内经》运气论治、运气占候补遗等。楼氏在辨证论治上提出洞烛脉证、同病异治的学术见解，颇为后世医家所重视。

中国中医科学院黄龙祥教授研究明代医学家楼英《医学纲目》四十年，其对《医学纲目》的评价：楼英倾注全部的智慧和毕生的精力于中医理论体系的系统重构，完成了意义最大、难度也最大的理论体系的重构，首次实现了基于统一理论体系下的针方与药方知识体系的整合，一部现代意义上的"中医学"经典由此诞生。

从我们的研究和黄教授的评价来看，毋庸置疑，楼英是一位伟大的医学家，是浙派中医的杰出代表，其穷极一生，历时三十多年编写了《医学纲目》这一巨作。《医学纲目》有伟大的医学创新，但因版本流传不广等特殊原因，其学术贡献未能得到世人的广泛关注。

第十章　文化品牌

一、医惠天下

楼英中医药文化源于浙江省杭州市萧山区，是以明代医学家楼英所著《医学纲目》为学术和文化载体，以重构中医学诊疗体系为学术特色，以由楼英倡导、后世医家在六百多年传承过程中所形成的"惠天下"为行医济世核心理念，综合而成的一种文化精神。楼英中医药文化，既包含了楼英首创的融针方、药方于一体的辨证论治诊疗体系和临床经验，又包含了千年古镇、楼氏宗祠、楼英陵园、古建筑等历史文物遗迹，还包含了十番音乐、楼英祭祀、楼英传说等民间习俗信仰等，有深厚的历史背景、地域特色和文化底蕴，形成以杭州萧山为中心、辐射全国、远播海外的独特中医药文化现象。

《全善先生楼府君墓铭》载："吾之医得于天授，将以济吾欲，乃今不俾于行，是违于天也。又曰世人得一秘方，往往靳而不以示人，盖欲为子孙计也。吾今反之，将以惠天下，非求阴骘也。""惠天下"一词，语出《荀子·君道》："然而用之者，夫文王欲立贵道，欲白贵名，以惠天下，而不可以独也，非于是子莫足以举之，故举是子而用之。"

"惠天下"是楼英独有的标签，颇具品牌特色。医惠天下，大医精诚，既包括医术上的精湛，也包括高尚的医德。

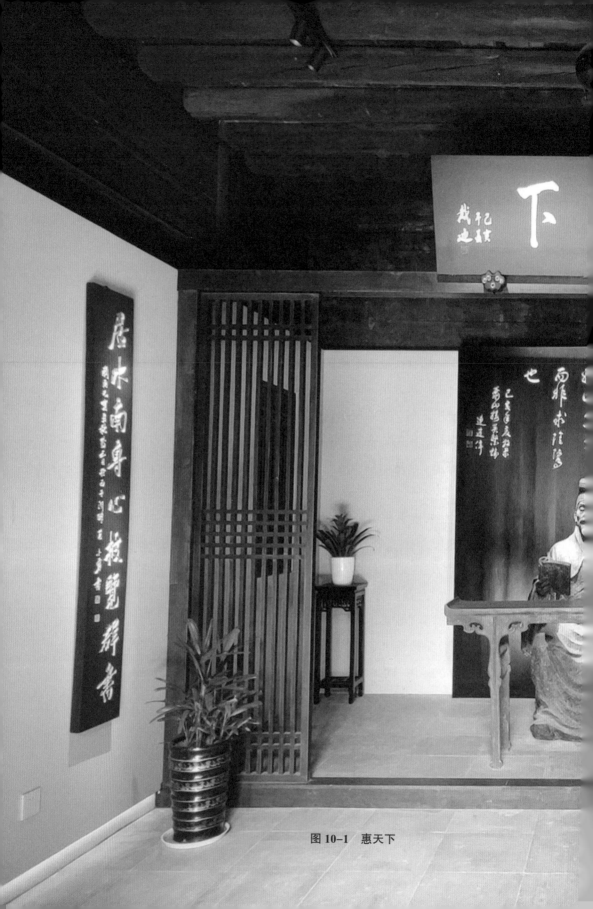

图 10-1　惠天下

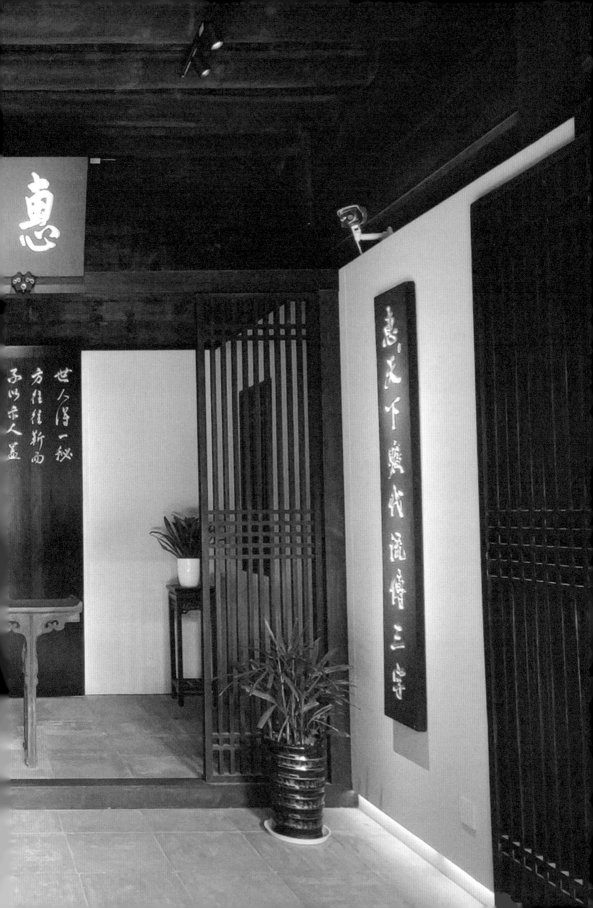

（一）医术精湛

楼英受儒家文化影响，立下了"不为良相，宁为良医"的志向，向他的父亲说："行医治病，惠及黎民，岂不胜于为官？"楼英从20岁起，在当地开始行医，一边行医，一边继续学习医理医道。他给病人开出的方药，均是自己亲自采集、煎制。行医曾涉及苏、浙、皖、鄂多地。《医学纲目》系统地阐述了楼英倡导的医学诊疗体系、临床思路和针方、药方，并记录了大量医案，能反映楼英的辨治思路和精湛的医术。本篇我们以具体的病证来举例，以便更好地理解楼英的思维模式和医学思想。

如前所述，《医学纲目》是历史上首次将中医学理论体系与临床诊疗体系有机整合为一个统一体系的理论创新之作。以肝胆部为例，将"诸风、中风、眩、痉、破伤风、疠风、诸痹、惊悸怔忡、怒、善太息、目疾门、胁痛、诸疝、闭癃遗溺、前阴诸疾、筋、头风痛、多卧不得卧、咽喉"等病证列入肝胆部的正门；将"卒中之初、中分浅深、中浅半身偏痛舌能言、中深半身不收舌难言、产后中风、口噤、口眼㖞斜、痒"等病证列入"中风"的支门。诸如此类，均一并纳入肝胆部。

如喉痹和目疾内障，楼英亦归入肝胆部。楼英引用经云："一阴一阳结，谓之喉痹。"又云："肝者，中之将也，取决于胆，咽为之使。"故以喉咽入肝胆部。至于目疾，楼英认为脏腑主目有二："一曰肝。经云：东方青色，入通于肝，开窍于目，藏精于肝。又云：人卧血归于肝，肝受血而能视。又云：肝气通于目，肝和则目能辨五色也。二曰心。经云：心合脉，诸脉者，皆属于目是也。"

另外，楼英曰："诚哉，河间之言，目盲耳聋，鼻不闻臭，口不知味，手足不能运动者，皆由玄府闭塞，而神气出入升降之道路不通利也。"这里所说的目盲耳聋，主要是指"徇蒙招尤与目瞑耳聋等症状兼见，是下实上虚，过在足少阳、厥阴，甚则入肝"。"徇蒙招尤"指病人目眩而视物昏花不清，头部有振动不安定之感。常与目瞑、耳聋等兼见。所以也归入肝胆部。

楼英是对临证选方用药非常慎重的，其在《医学纲目·序例》中指出："凡所类之方，独东垣、海藏、罗谦甫、丹溪以扶护元气为主，可纯依元方，其余诸方多是攻邪之剂，善用之者必详其人虚实，灼见其实者，可依元方。若兼虚者，气虚必以四君子相兼用之，或各半作复方用之；血虚必以四物汤兼用之，或各半作复方用之。"

后文的运气和刺灸疗法，完整地论述了历代医家治疗的理法方药（包括运气、针灸）。

在脾胃部，楼英必先介绍疾病的相关病机和主要所苦的病证。或引经据典，或引用先贤的相关论述，详细解释阐发疾病形成的原因及其治疗方法，并将很多适合该疾病相关的方剂和药物列于下方。其次，脾胃部囊括的疾病很多，楼英不仅纳入了与脾胃消化功能相关的疾病，如伤食、痞、腹痛、呕吐、膈气等；更纳入了因脾胃功能状态失常而引起的相关疾病，如消瘅、黄疸、水胀、关格、积块、癥瘕等；还有一些奇病也列于最后。根据脾胃疾病的相关特点，按照从表到里、从上到下、从气到血、从实到虚的八纲顺序介绍纳入脾胃部的相关疾病。尤其是其中涉及很多妇科的疾病，如胎前伤食、胎前渴、产后发黄、产后大小便不通等，体现了楼英异病同治的特点。

楼英十分关注对相似疾病的鉴别。如对关格这个疾病，他首先引用了《难经》的说法"关者，不得小便，格者，吐逆，上下俱病者也"。叙述关与格之间存在相似之处，但两者有病位浅深、病情不同的差别，"是关无出之由，故曰关也；格无入之理，故曰格也"，"下微本大者，则为关格不通，不得尿。头无汗者可治，有汗者死"。从这些鉴别的描述中可以看出，楼英对于疾病的相似和差别之处的清晰认识。

同时，对于同一疾病不同状态下的用药，楼英亦是引经据典，做了鉴别。如"呕家多服生姜，乃呕吐之圣药也。气逆者必散之，故以生姜为主。吐者太阳也，太阳多血少气，故有物无声，乃血病也。有食入则吐，有食已则吐，以陈皮去白主之"。

更难能可贵的是，书中提出的鉴别的内容，如"吐酸与吞酸不同，吐酸，是吐出酸水如醋，平时津液随上升之气郁积而成积，成积既久，湿中生热，故从木化，遂作酸味，非热而何……《素问》言热者，言其本也；东垣言寒者，言其末也"，"《内经》曰：诸逆冲上，皆属于火。东垣谓火与元气不两立，又谓火，元气之贼也。古方悉以胃弱言之，而不及火……人之阴气根据胃为养，胃土伤损，则木气侮之矣，此土败木贼也。阴为火所乘，不得内守，木挟相火乘之，故直冲清道而上。言胃弱者阴弱也，虚之甚也"。可以看到，经典的描述与后世不同医家对于同一概念或者病因病机的解读并不完全一致，甚至相反。但在楼英的书中，他可以从不同的视角和层面来看待一个疾病的两个层次，两者病因的差别之处因而可以被统一起来，足见其内在理论的圆融程度，也展现了他对疾病的认识是十分全面的。

对于很多疑难病证，尤其是脾胃部中涉及积块、瘕一类的病证，楼英更喜从痰的角度来切入，谈对于此类疾病的辨治。如不论是痞证、久泄久痢还是大小便不通、水胀，或是其他疾病，辨证思维总是一致的，只不过在面对不同疾病的病情浅深不同的情况下，要有灵活的变通。如仅在脾胃部关于痰的论述就有 260 多处，足见楼英对于痰的理解的深入。如在文中常常出现的这样的词句，"痰隔中焦，气聚上焦"，"治痰病化为水气传变，水谷不能食"，"此必太阴分有积痰，肺气壅郁，不能下降，大肠虚而作泄，当治上焦"，"积痰在肺，肺为大肠之脏，宜大肠之不固也，当与澄其源而流自清"，"余作体虚有痰，气为痰所隔不得降，当以补虚利痰为主。每早以二陈汤加参、术大剂与一帖，服后探令吐出药"，等等，并从这样的角度给出治法，可见其对此病机的思考在临证中是通过了反复验证的。

在痰病的辨治中，一定要首先顾及人体正气。在痰病的治疗中或是以丸药，或是加入生姜和砂糖，或是用一些芪术之类，或是服药吐后以清粥调养。痰病的形成本身就是个日积月累的过程，那么去除这个病理产物也不能是一时之事，即使将痰吐出，也要及时固护因气上而损伤的正气。所以楼英在脾胃部的开首就提到了《黄帝内经》的原文"大毒治病，十去其六；小毒治病，十去其七；常毒治病，十去其八；无毒治病，十去其九。不可过之"。可见楼英深得经典要旨。

书中医案曾提及："一婢色紫稍肥，小腹中有一气块，初起如栗，渐如炊饼。予脉之，两手皆涩，重取却稍和……四物汤倍白术，佐以陈皮、炙甘草至三十帖，候服完，再与消石丸数次。忽自言块消一晕，便令莫服。

又半月，经行痛甚，下黑血半升，内有如椒核者数十粒，而块消一半。又来索药，以消余块。予晓之曰：勿性急，似开矣，不可又攻。若次月经行，当消尽矣。次月经行，下少黑血块，又消一晕。又来问药，予曰：且守禁忌，至次月又消尽，已而果然……此妇胃气弱，血亦少，若待块尽而去药，胃气之存者几希矣。"此医案体现了治疗积聚"衰其大半而止"之治疗原则，《医学纲目》明确指出，积聚的治疗，即使是补消兼施之剂，亦不能久用，盖药石疗疾，多取其偏性，即使似人参、黄芪之类补益之品，为性亦偏，久用亦伤中焦脾土，更何况攻击之药，耗伤胃气更甚。此外，《医学纲目》亦提及暴积的治疗，暴疾致积，若胃气未伤者，予攻法急去积块，但需病去半则止药，待块除后，必用补剂，以救其受攻之伤。

《医学纲目》中药物的服用方法体现了固护脾胃中焦的重要性，如"二贤散，治积块……淡姜汤调下"，"酒积方……白汤送下"，"痞气丸……淡甘草汤下"，"息奔丸……生姜汤送下"，"定喘急肺积，葶苈丸……姜枣汤下"，"万病紫菀丸……生姜汤送下"，"红丸子，治大人脾积气滞……食后姜汤吞下"，"鸡爪三棱丸，治五脏痃癖气块……上为细末，生姜汁面糊为丸，桐子大，生姜汤送下"，"治癥丸，治沉积瘕块……米饮吞下，一切咽塞，心下硬痛，皆用枣汤下五丸，不拘时候"。众所周知，生姜汤，枣汤，米饮汤，均为健运顾护脾胃中焦之品，而胃气者，清纯冲和之气也，惟与谷物相宜。书中对于多数消积丸药，均载有予生姜汤、枣汤或米饮等送服之法，此为在消积的同时，注重对脾胃后天之本的培护，使消积而不伤胃气。

楼英医理精深，基于统一的理论框架，实现了针方与药方的整合，《医学纲目》中记载了多个验案，或针，或灸，或药，以灸药并用为多，如卷二十七肺大肠部之"喑"载："予治一男子四十九岁，久病痰嗽，忽一日感风寒，食酒肉，遂厥气走喉，病暴喑，与灸足阳明丰隆二穴各三壮，足少阴照海穴各一壮，其声立出，信哉圣经之言也。仍用黄芩降火为君，杏仁、陈皮、桔梗泻厥气为臣，诃子泄逆，甘草和元气为佐，服之良愈。"楼英灸丰隆祛湿化痰止痰嗽，照海滋肾利咽以开喑，再用黄芩、杏仁等药泻火降逆以善后，效著。临床上楼英善于运用刺血疗法。如卷十五之"头风痛"中载其治一老妇人头痛案:"因视其手足有血络,皆紫黑,遂用三棱针尽刺出其血,如墨汁者数盏,后视其受病之经灸刺之,而得全愈。"楼英在《医学纲目》中进一步引述《灵枢·寿夭刚柔》"久痹不去身,视其血络,尽出其血是也",对此医案进行了理论阐发。其在书中引述了大量的三棱针刺络放血法,如卷二十八之"腰痛"载:"刺腰痛篇:取足太阳郄腘中间六法。郄腘者,膝后屈处两筋之间,横文腘内也。太阴正经二法,刺郄中央出血;解脉二法,刺郄中横文出血;衡络一法,刺郄上数寸出血;会阴一法,刺郄中下五寸出血也。"楼英进一步总结了《内经》中关于刺络放血法治疗腰痛的应用,根据腰痛所属的不同经脉,对不同部位进行刺络放血。楼重视灸法在临床上的应用。如卷十三之"目赤肿痛"载有其两个验案,一治"周师目珠疼,及连眉棱骨痛,并头半边肿痛",另一治"一男子,亦目珠连眉棱骨疼,夜甚,用苦寒剂点亦甚"。楼英认为:"盖目珠者,连目本,目本又名目系,属厥阴之经也。夜甚,及用苦寒点之反甚者,夜与寒亦阴故也。"楼英引丹溪之言,推崇夏枯草补养厥阴血脉之功,指出:"故治厥阴目疼如神者,以阳治阴也。"故两案均灸、药并用,以灸厥阴、少阳经,并服补肝散等补养肝血之剂而愈。楼英于各病证的针灸治疗部分,引述了较多的灸法治疗的案例,特别是在儿科和妇科中,如卷三十八之"脐风撮口"载:"小儿初生,脐风撮口,诸药不效者,灸然谷,穴在内踝前起大骨下陷中,可灸三壮,针入三分,不宜见血,立效。"

(二)医德高尚

楼英不仅医术精湛,而且医德高尚,"惠天下"是他行医济世的核心精神。是楼英的人生观、价值观,是他一生行医的准则。他行医一生,救治病人,数以万计。许多重症病危者,在他的精心治疗下,起死回生,对一些老弱病残者,分文不取,"视人之病,犹己之病","孜孜以活人为务,绝口不谈声利事",民间称他"神仙太公"。

在萧山楼塔镇,尤其是楼塔集镇,有一位家喻户晓的"神仙太公"。无论男女老少、有文化的人和没文化的人,无一不知,无人不晓。在当地人很小的时候,长辈们就经常会牵着孩子的手,绕过一面面斑驳的老墙,穿过一条条沧桑的弄堂，来到楼氏宗祠的下祠堂。里面有一座神龛，供奉着一尊神像，身披鹤氅，泰然端坐，神采奕奕。当地人均称其为"神仙太公"，每次都要拜一拜。因此，敬仰神仙太公的情怀，从小就在当地人心中扎根了。

楼塔每年正月都要举办"龙灯胜会"，正月还要请戏班子做戏文，楼塔民众就把"神仙太公"的塑像从神龛里抬出来，像抬轿一样，随龙灯队伍同行在大街小巷里，有点类似"迎神赛会"。每年神仙太公的生卒忌日，老太太们都会在下祠堂里举办佛会，祭祀中演奏国家级非物质文化遗产楼塔细十番民乐。

当地很多人不知道楼英，只知道"神仙太公"，知道他是一位距今 600多年的楼塔先贤，在当地人的口口相传中，先贤为明太祖朱元璋看过病，写了一部《医学纲目》，比李时珍的《本草纲目》还要早 200 多年，正是因为从小得到这样的教育，当地人对"神仙太公"更加的敬重。

楼塔有很多"神仙太公显灵"的事件，比如曾有一位老太太夜间家中失火，她在睡梦中梦到一位白胡子老人召唤她起来，所以才没有遇难。这位老太太坚信白胡子老人就是"神仙太公"楼英。还有抗日战争时期，日本的飞机曾飞临楼塔，在下祠堂上空扔下几枚炸弹，神奇的是一颗都没有炸到下祠堂，全部落到了下祠堂的旁边。

楼塔民众认为这些事情，都是"神仙太公"显灵的缘故。仿佛"神仙太公"一直伴随着他们、保护着他们，或者说是"神仙太公"一直活在楼塔人民的心中，存在每个楼氏后裔的血脉之中。他的仁慈、博爱、济世救人的祥和之气，久久的回荡在他曾经生活过的古镇里。

有人在康乐湾后山造了一间房子，专供"神仙太公"楼英，有不少虔诚者都来烧香拜"神仙太公"，每年还会举办几场佛事。直到 2008 年，传闻楼塔村中有一个人，做了一个梦，梦见"神仙太公"对他说，不喜欢住在康乐湾这个狭小的山湾里，他要住在一个开阔的地方，最好是个能看得到整个楼塔，整个楼家塔也都能看到他的地方，于是楼塔人在殿山上选了一个开阔的地方，建造了一座楼英庙，从此"神仙太公"的神主就到了殿山上。

自楼英后至21世纪，楼塔业医者接续不断，多数业医者均从楼英的《医学纲目》中取用验方，临床施治，光绪至民国间，楼塔有影响的医生有十数人，民国时期，在楼塔老街不足200米的一段街道上，有天元堂、义信堂、回春堂、同仁堂、万裕堂、新万裕堂等六家中药铺，而且六家药铺的开设人基本都是明代神医楼英的后代。每逢端午，六家药铺向村民分送雄黄、藿香、衣香、艾绒、乌药等夏令解毒药；当疫病流行，就赠发防疫的丸药散剂，传承楼英"惠天下"的精神。

（三）清廉文化

清乾隆二十三年（1758），楼塔楼氏借续修宗谱之机，重新修订《楼氏家训》，内容有"明五伦、立教养、敦孝悌、守法度、尚勤俭"等22条。

《楼氏家训》的"孝"与"廉"虽然是两个不同的伦理范畴，但在"修身、齐家、治国、平天下"的历史进程中，二者往往紧密相连、相互渗透、相互支撑。不孝无以齐家，不廉无以治国；孝以廉为要，廉以孝为本。

作为历经上千年门第依然兴盛的家族，楼氏治家秘诀就在于坚持了"以孝治家，以义济世，以中报国，以廉居官"的儒家文化传统。

楼英"惠天下"的理念和与之传承下来的清廉文化已成为楼氏后人取之不竭的精神财富。

楼英是一位品德高尚之人，"孜孜以活人为务，绝口不谈声利事"，宗谱载楼英拒绝为官是因为"吾之医得于天授，将以济吾欲，乃今不俾于行，是违于天也"，编撰医书是由于"世人得一秘方，往往靳而不以示人，盖欲为子孙计也。吾今反之，将以惠天下，非求阴骘也"。宗谱又载有其孝谨侠义之行，襄阳知府方晖称楼英"于义有所不闻，闻之必行；有所不学，学之必成，为东浙奇才"，足以为后世榜样。楼岳中老师虽然对楼英的种种传说持理性态度，但对于楼英的精神品德赞誉有加，他认为楼英为楼塔人树立了做人楷模，并将楼英的精神归纳为"勤奋的进取意志""专致的工作风范""创新的科学态度""高尚的职业道德"和"忘我的服务品格"五点。

如今，萧山楼塔中心小学的校园竖石上刻有"惠天下"三字，以代代相传。

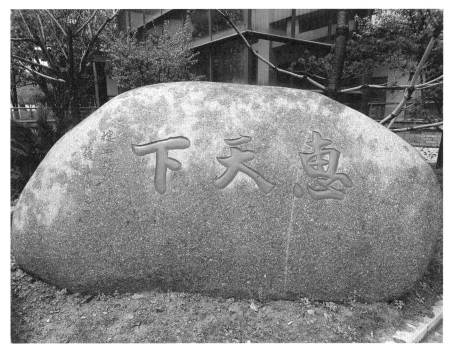

图 10-2　萧山楼塔中心小学"惠天下"石刻 / 楼塔历史文化研究会供图

二、十番音乐

在楼英的传说中，不得不提的就是楼英辞官返乡后常以琴会友，力邀善音律、会乐器的文人雅士共同切磋琴艺，演习丝竹管弦之乐，传习细十番的各种古典套曲。

明洪武十年（1377），楼塔细十番由萧山名医楼英从宫廷带入民间。明末清初，这一音乐的传播在一段时间内时断时续。虽然无法从文献中考证到这一史实，但是楼英医术高超，心系苍生，甘愿放弃高官厚禄，以年老有病为名请求"以老赐归"，告老还乡后，继续为患者祛除病魔，与民同乐，百姓尊称其为"神仙太公"，却是不争的事实。

十番是中国传统音乐的一类，也叫十番音乐。像广东音乐、江南丝竹等，都是传统音乐中的一个系列。十番音乐产生得比较早，传说起源于天津，根据专家考证，距今已有1000多年的历史。流传到江南苏州、无锡、南京一带大约是在 700 多年以前，在楼塔有 600 多年的历史，这是楼塔的前辈代代相传的，也与后来专家考察的结果相符。

楼塔细十番是明初朱元璋在南京登基以后，流传到江苏、浙江一带的。公元 1377 年，楼英告老还乡，把这个曲子带到民间，在楼塔将一批比较有文化的、喜欢音乐的人组织起来，以琴会友，共同切磋琴艺，演奏各种古典套曲，楼塔的细十番便由此而生。这个曲子的内涵是歌颂大禹治水功绩的，一套三曲都是这个内容。细十番从明朝传到现在，在兵荒马乱的时候中断，太平盛世的时候马上又继承下去，所以是时断时续的。这个传承过程不是凭空想象的，一代代传下来的过程都有记载，而且根据老人回忆，传承过程原来在家谱里也有记载。光绪年间，当时留学日本的楼岳堂回楼塔隐居，据其少年时对楼塔细十番的印象，加上前辈艺人的口述，会同楼定南、楼志琴等用工尺记谱法记录了《望庄台》《一条枪》《八板》等多首曲牌，后因历史原因被损毁。

20 世纪 80 年代由文化馆李麟根据 1957 年的录音资料以简谱的形式将细十番记录下来，又由萧山民间文化管理站楼峰重新翻录成工尺谱，并配上五线谱作为资料，成为细十番最基本的内容。

细十番非遗传承人楼正寿（1944—）9 岁开始跟父亲学乐器，小学毕业后考取浙江戏曲学院，后又被选入萧山越剧团，但受家庭成分影响最终被辞退，1977 年楼正寿回到楼塔，在楼塔造纸厂工作，直到 60 岁退休。这期间细十番的活动楼正寿从未中断。

演奏细十番的乐器现在共有 20 多种，传统的也有 10 多种。乐器配置较齐全，由吹奏乐器、拉弦乐器、弹拨乐器和打击乐器组成。大类下又分小类，如拉弦乐器由二胡、四弦胡、中胡、大胡组成。十番音乐种类很多，有细十番、粗十番、武十番、文十番、混十番（又叫花十番）。全国就只有楼塔细十番申报国家级非物质文化遗产。楼塔细十番以演奏民间曲牌为主要内容，《望庄台》《一条枪》《八板》三个曲牌前后呼应，层次分明，丝丝入扣，形成一个不可分割的整体。

十番的演奏方式有两种：一种是"行姿"，一种是"坐姿"。"坐姿"是在固定场所演的，在传统节日，如春节龙灯盛会的时候，坐在祠堂演奏细十番。"行姿"是指边走边演，在传统节日，特别是春节、元宵节、中秋节，要绕整个镇巡回演出，出去巡演时，前有红灯笼开道，整个乐队都被黄龙伞遮起来。这把伞既可以避雨，又可以遮太阳。楼塔细十番的演奏从明代开始都是贴近老百姓生活的，凡公益事业的演出，特别是传统节日时村里、镇里的演出，都是免费的，老百姓也很喜欢听。

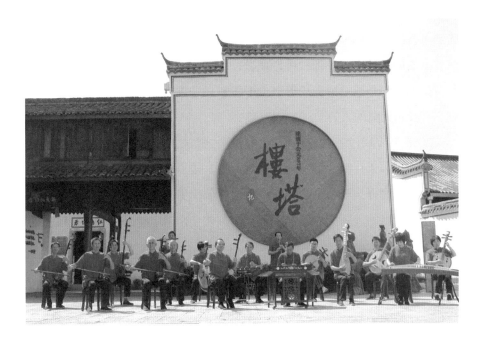

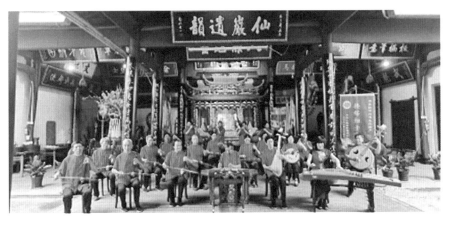

图 10-3　楼塔细十番演奏 / 楼塔历史文化研究会供图

细十番的文化影响和楼英的医学文化影响一样，代代相传，20 世纪 50 年代，楼塔细十番的发展进入了一个比较繁荣的时期。"文革"期间，大量细十番曲谱被毁，细十番处于低谷，几乎沉寂。20 世纪 80 年代，以楼正寿为代表的又一代传人，为振兴楼塔细十番积极奔走。"十番"原以工尺谱记录，以口传身教的方式传承。2006 年 12 月，楼塔成立了细十番协会，关于传承人的培养，主要有两种途径。一是将楼塔镇中心小学作为细十番的传承基地，在那里设课、建队，传承从娃娃抓起。学校里现代演奏方法的教学专门外请教师定期教，传统的教学则由协会里的艺人进校免费授艺。二是通过协会培养一批中青年，这批人主要是对演奏乐器有爱好、有音乐天赋的人。

2008 年 6 月，楼塔细十番被列入第一批国家级非物质文化遗产扩展项目名录，为了让细十番更好地传承下去，楼正寿会长孜孜不倦地将复杂的古谱整理翻译为通俗易懂的简谱，为了鼓励更多的家长了解、接触细十番，他让自己的外甥 7 岁就学习细十番。如今，萧山楼塔中心小学成为浙江省非物质文化遗产的传承基地，这门古老的艺术可谓后继有人。

三、祭祀文化

萧山区级非物质文化遗产项目"楼英祭"，据楼塔前辈所述和《仙岩楼氏家谱》记载，是清乾隆五十六年（1791）楼塔下祠祠人为春秋祭产，祭祀楼塔始祖彦孚公和下祠祠祖大八公演变过来的，当时下祠祠人在每年春分、秋分日祭祖。可楼塔一带的老百姓在每年农历的三月十五和十一月十九，即楼英的生辰、卒期，自发从各地聚集在楼塔下祠和楼英墓地祭祀楼英，热闹程度、参与热情远胜下祠春秋祭。于是下祠的春秋祭渐渐淡化消失，楼英祭就一直流传下来了。

1902 年，楼坛等下祠祠人在楼英祭时，发现下祠中厅存在安全隐患，便将中厅拆除重建，次年竣工。1918 年，楼坛等带头对下祠内部进行大装修，设置楼英雕像，是年十一月十九，楼英祭盛况空前。1949 年前，楼志琴等下祠祠人对楼英祭采用新的礼敬方式。20 世纪 50 年代初，楼英祭中止，楼塔民间仍以其他方式祭祀。1986 年，楼英裔孙楼浩灿、楼尚志重启楼英祭。2015 年，又有楼士青、楼明等后人组织盛大的楼英祭，收集《医学纲目》的八个版本为祭品展示，祭祀中演奏国家级非物质文化遗产楼塔细十番民乐，将楼英祭提升到更高层次。

楼英祭以请神、奉献、辞神为基本内容。

一，请神。俗称请大人，把楼英的神灵请降到祠堂或墓地来享用祭品。主祭点燃香烛，插于香炉，执事一人开酒，注酒于酒杯中，主祭者受酒杯奉之，告曰：恭请楼英公莅临受祭，撒酒于地。

二，奉献。献馔、供三牲。主祭宣读祭文，执事西向斟酒于杯，主人奉之三杯，撒酒于地，烧纸钱。在场者，重复上仪祭献，但不读辞。

三，辞神。依照长幼祭献后，依次站立，三拜即退。

楼英祭的特征之一是人神共祭，历来人们把楼英作为楼氏的先人来祭祀，同时也把他作为医术高超的真神来祭祀，敬仰之心也包含虔诚之义。楼英的生辰、卒期一年两祭，经年而不变。

楼英祭的特征之二是雅俗同祭，不少饱学之士或医学界的专家学者，因敬仰楼英的学术成就，崇敬楼英"惠天下"的高尚精神而参加祭祀；目不识丁的家庭妇女、农夫乡人则因感念楼英的恩德，信奉楼英的人格魅力而参加祭祀。

楼英祭的特征之三是亲疏共祭，楼塔一带的民间，普遍认为楼英不光是楼姓人的光荣和骄傲，也是整个诸、萧、富三地或更远地区人们的光荣和骄傲，楼英祭不分姓氏，不分地域，不分男女长幼，不分贵显贫贱，来者是一家，同等招持，一道祭祀。

楼英祭的特征之四是参祭受益，参加楼英祭不仅可以享受到国家级非物质文化遗产楼塔细十番的民间圣音，还可聆听到民间故事员有关楼英硕德清风的神奇传说。

楼英祭不仅在当地有持久的社会影响，而且在省内乃至全国也产生了巨大影响。

楼英为中华医学做出了杰出贡献。他"惠天下"的精神，勤奋的进取意志，专心致志的工作风范，创新的科学态度，高尚的职业道德，忘我的服务品格，是我们后人的楷模。通过楼英祭的仪式，启迪、鞭策后人为社会多做贡献，同时对凝聚社会正能量，开发萧山人文景观、旅游资源，保护、挖掘、弘扬、传承楼英文化均具有重要价值。

楼英祭传承至今的确不容易，曾产生了间断现象，许多传统庄重的祭仪有待挖掘整理。幸好在楼英家乡有这么多热心楼英祭的民间人士，有这么多无私奉献的人群，使楼英祭延续下来。楼英祭设有香炉、烛台、饭碗、酒盏、酒壶、桶盘，至少二张八仙桌等，祭品有香烛、三牲福利、纸钱、楼英生前主要作品、《医学纲目》若干版本等，并作有祭文。

楼英祭的传承人包括楼坛，楼坛是楼塔中药铺"回春堂"的创始人，1902 年下祠重建的发起人，为清末至民国初期楼英祭的主祭之一。

楼子琴，为楼塔学堂教师，下祠管理负责人，是民国初期至中华人民共和国成立前楼英祭的主祭。

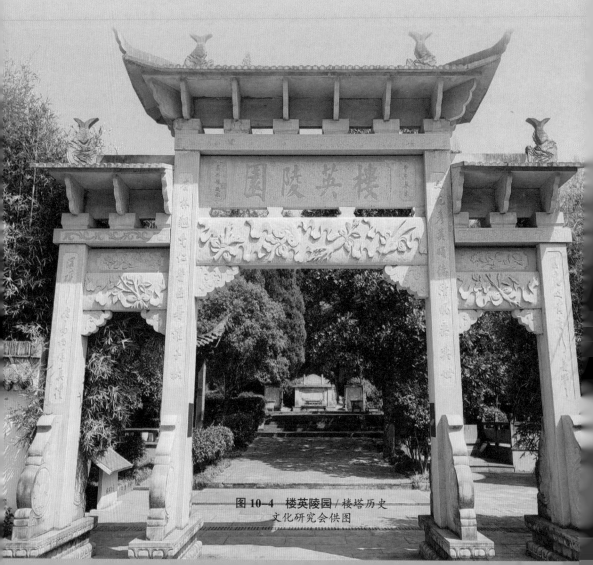

图 10-4　楼英陵园／楼塔历史
文化研究会供图

楼浩灿、楼尚志，为二十世纪八十年代楼英祭的主祭。

楼士青、楼明（楼英陵园修葺负责人），是2015年楼英祭的主、亚祭。

2015年5月3日，杭州市萧山区楼塔镇楼英村、楼家塔村、萧山楼塔历史文化研究会联合举办纪念明代医学家楼英诞辰683周年暨楼英陵园开园仪式，缅怀一代名医德医双馨的光辉业绩，弘扬他"真实心地""惠天下"的高风亮节，讴歌楼氏先贤的真善美。

楼英墓，位于萧山区楼塔镇楼英村西元宝基山之乌珠荡，坐西朝东。墓基呈半椭圆形，为石砌，宽3.5米，长3.7米，高约2.2米。墓碑高1.7米，碑文阴刻楷书十一列："一十六世祖考楼公全善府君祖妣张氏安人合葬丑岁三月立。"碑前置一石祭台。据记载，墓主楼英卒于明建文三年（1401）。清康熙六十年（1721）迁安人张氏与其合葬。1989年当地百姓集资重修。楼英墓保存状况较好，结构稳定，具有较高的历史研究价值。

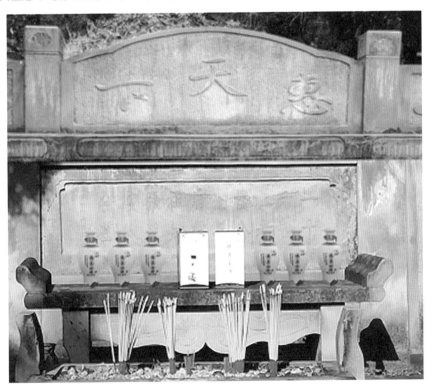

图10-5 楼英墓/楼塔历史文化研究会供图

四、楼英传说

楼英的形象在医学界是一位儒生或儒医，但在他的家乡浙江萧山，却是一位"神仙太公"，形象从儒到仙，形成了民间崇拜，流传有很多传说，这是楼英中医药文化的重要组成部分。

在楼塔，楼氏后人对楼英非常敬仰，有的人甚至不知道"楼英"这个名字，一直尊称他为"全善公"。楼塔建云门寺，乡人为楼英塑了神像，将他称为"神仙太公"。后来楼塔的祠堂里也设楼英神像，人们还会来摇签求取"太公仙方"。这些传说和信仰已成为楼英文化的组成部分。楼英的传说是楼英去世后，由后世医者讲述的。每逢神仙太公生辰和忌日，在楼英祠堂祭祀楼英时，口才好的族人会津津乐道，讲上几个楼英悬壶济世、医术高超的故事，这些传说就这样被口耳相传地流传了下来。

楼英传说经过几代人的努力才得以延续，在楼英精神的鼓舞下，每代总有口才较好的人为后代讲述。例如，1822年已故的楼昭友，是名望较高的宗亲；楼子芹，号阿芹先生，从年轻时就开始讲楼英传说；有"古镇守望人"美称的楼浩灿，常在祠堂讲述楼英传说。到20世纪50年代，这些传说曾经一度随着楼英祭的终止而淡化。20世纪70年代楼塔文化站成立，时任文化站站长的楼氏33代世孙楼黎明，从小听老辈人讲楼英神仙太公的故事，耳濡目染，成为现今"楼英传说"的区级非遗传承人。他以楼英的医术、医德、精神、奉献为主题，收集神仙太公学医、孝子楼英、楼英背娘、巧用药引、鹅卵石治病、开元固本汤、全善公救产妇、神仙太公开刀、神医归乡、月经不调等十多个故事，描述楼英生前专研医术，无私奉献和乐于助人的高尚品德，作为教育后代的典范。

以下文字是"楼英传说"讲述稿的文字，为尊重讲述的原汁原味，我们未作文字修改，因是传说，对其中不足之处，请读者包容体谅。

（一）楼塔名医楼英

萧山的楼塔镇是个四面环山、风景秀丽的好地方，山清水秀育名人。在六百多年前，这里曾出过一位名医，叫楼英。

楼英，字全善，号全斋，一名公爽。他出生于书香门第，从小就刻苦好学。早年与哥哥楼泳一起在仙岩寺求学，认真攻读《易经》，学习医道。

楼家三代从医，聪明好学的楼英继承祖业，十岁就可给乡亲们诊脉治病。他真诚地接待病人，贫富不分，秽臭不怕。他善于了解病人的病情变化，经过全面考虑后才郑重开方，所以他治病效率较高。

他边治病，边总结经验，积累了大量的资料，医疗技术也与日俱增。没过几年，他的名气就传遍了四方。各地的病人都纷纷慕名前来求医，他很快成为了元末明初的一位江南名医。

楼英不但医术高明，而且在文学上也造诣很深。为了总结前人留下的经验，他决心编写医著，利用治病的间隙，博览大量的医著，还求朋访友，广搜博采，积累资料。在另一位名医戴原礼的帮助下，经过努力，他编成了一部《医学纲目》，共四十卷。这是一部按人体内脏分类编写而成的著作，文章结构紧密，阐述有条有理，概括性强。这部书成为明清以来医家必读之书，实用价值很高。

继《医学纲目》以后，他又编写了《仙岩文集》《内经运气类注》等著作。他的医疗技术和著书轰动了整个医学界，也惊动了明朝皇帝朱元璋。

洪武中叶，皇帝召他进京，任命为太医官。清高的楼英不要高官厚禄，不附权势。但太医院的众多医学著作吸引了他，他在太医院埋头苦读，为他后来再著医书奠定了基础。不久，他就以年老有病为名请求"以老赐归"。

回到家乡后，他继续为百姓治病，为无数病人解除了痛苦，赶走了病魔。他妙手回春的医术被当时的百姓称为"神仙太公"。

几百年过去了，神仙太公的医道还在民间传颂，他的医著还在医学界传阅，他在医学上所作的功绩，像一粒明珠永远闪光！

（二）孝子楼英

楼英是孝子，在当时是远近闻名的。

楼英生活的年代正是元末明初，兵荒马乱，国家不太平，楼英的家乡也遭了兵灾。那年楼英母亲生病了，而乱兵将至，10多岁的楼英背着母亲逃难，一路的辛苦自不必说。逃难回来后母亲的病更加严重了，于是他们请了名医朱丹溪的高徒戴原礼前来诊治。戴原礼诊断后留下药方走了，楼英亲尝汤药，精心服侍母亲，药至三帖，母亲的病就好了，楼英对戴原礼佩服得不得了，他决心跟随戴原礼学医。

楼英父亲知道儿子从小聪慧，4岁识字，12岁能讲四书，是块读书求功名的料，所以反对他学医，但楼英却说："行医治病，惠及黎民，岂不胜于为官。"于是他从二十岁起就上山采药，走乡串村为百姓治病。他的宗旨是："孜孜以活人为务，绝口不谈声利事。"故而他的医名远扬，直至明朝皇帝也将他召进宫去看病。

（吴桑梓供稿）

（三）神仙太公学医

明代的神仙太公——全善公医术已经相当高明，还写过不少医书，可他仍感到不满足，决定到义乌名医朱丹溪那里学医。于是，他就隐姓埋名到朱丹溪那里学起医来，他帮朱丹溪背背药箱，打打下手。

朱丹溪每年都要出远门行医，这一年又要出门，出门前朱丹溪按常规要对全家人进行一次把脉，可一搭到女儿手上，朱丹溪顿时脸孔煞青，眼泪竟直往下掉。因为朱丹溪在把脉中得知，女儿已得了一种不治之症——心上生了个疮，多则活一年，少则几个月就要死掉。而他出门，一去就是一两年。在旁的全善公看得呆煞，但在师傅面前又不好多问。

两人便照常出了门，走了一段路后，全善公突然说："师傅我忘了带雨伞，回去拿一下。"全善公回到家里，马上给师妹重新把脉，一搭就知道了这是什么病，就对师妹说："不要紧，你心里有个疮要生出来，但你只要每天按时吃你爹爹开的药，再外加吃一个梨就会好，别忘了，吃梨时要一边吃，一边按摩胸脯，半年以后，你心上的疮就自然会好的。"说完拿起笔开了药方就走了。

一年以后，朱丹溪和全善公行医回来，朱丹溪想女儿恐怕连尸骨也不会有了。但回到家一看，女儿好好的，脸色红润，什么病态也看不出。一把脉她心上的那个疮已完全消失，他感到奇怪，忙问女儿："是哪一位高师给你医治过？"女儿在旁笑了，用手指指全善公说"就是这位高师"，弄得朱丹溪丈二和尚摸不着头脑。朱丹溪心想，现在这方圆八百里，除全善公的医学技术最高，别无他人，忙问："莫非你就是全善公？"这时全善公默默地点了点头，朱丹溪忙从全善公那里夺过药箱说："想不到我朱丹溪有眼不识泰山，从今天起应该我背药箱，我打下手，我叫你师傅才是。"说完三人都笑了。

（楼黎明供稿）

（四）鹅卵石治病

名医楼英，萧山楼塔镇人，人称神仙太公。

有一年，村上有位妇人，因丈夫有外遇而怄气成疾。丈夫求神仙太公给妻子治病。神仙太公交给他鹅卵石三枚，吩咐他，一定要在妻子床前设炭炉用文火煎煮，不能有丝毫疏忽，否则妻子将性命难保。

丈夫不敢怠慢，照太公所说做了。

那病妇见丈夫日不离室，夜不脱衣，人在炉子边上熬得眼红骨瘦，而且毫无怨言，她很受感动，终化恨为爱，由悲转喜，那病也就不治而愈了。

（吴桑梓供稿）

（五）全善公救产妇

楼塔镇有个下祠堂，下祠堂是为纪念全善公而建的。全善公真名叫楼英，是个医生，为啥叫其全善公呢？

据说，早先全善公名气一般，使他名气大振的原因是他救活了一个死人和她腹中婴儿两条生命。

那一天，全善公外出看病回来，碰到一支出殡的队伍，他们抬着的棺材下还在滴着血。全善公一看，那滴出来的血是鲜红的，就问主家，棺内之人是得什么病死的。

主家哭着告诉他，说棺内是个产妇，是难产而死，因为难产而死的女人有血光之灾，不能久放，所以匆忙出殡，连棺木也是临时钉起来的。全善公一听，知道棺内产妇还有救，就说："我是郎中，能让我看看吗？也许有救。"

那时候棺木钉死了是不能开的，何况死的还是个产妇。但全善公知道要是人真的死了，血是发黑的，而这棺内的产妇所流的血是鲜红的，一定能救。所以，他斩钉截铁地说："我能把她救活！如果救不活你们把我也放进棺材！"既然他话说到这个份上了，主家想，就死马当作活马医吧，于是就开了棺。

全善公当场拿出银针，对准产妇的主要穴位扎了下去，一针、二针，当第三针扎下去时，产妇动了，而婴儿也"哇"的一声落了地。全善公救活了死人和她腹中婴儿两条生命，主家拿出很多银两谢他，全善公说救死扶伤是我的本分，就是不肯收钱。

全善公把死人救活又不肯收钱的事一下传扬了出去，他成了神医，看病的人从四面八方涌来。

神医看病没有架子，病人来看病，他贫富一视同仁，有钱收钱，没钱也不要钱。他不但医术高明，医德又好，大家就叫他全善公了。

现在楼塔一带的医生还在用全善公留下的药方为人治病呢。

（楼黎明供稿）

本书作者注：此案例在清代鲁燮光编的《萧山丛书》十一种第十六卷《古永兴往哲记》中是楼师儒的医案故事，楼英和楼师儒父子二人均为名医，医案故事难免混淆，作为故事，主要是弘扬两人高超的医术和高尚的医德，无伤大雅。

（六）神仙太公开刀

神仙太公经常背着药箱走村串庄为人治病。有一天，他途经一位财主的门口，看到围着许多人，哭哭闹闹。他上前一问，才知道是财主母亲大腿上生了一个瘤，痛得要命，弄得大家都勿安耽。

神仙太公拨开人群，说："让我看看。"大家一看是一个肩背药箱的郎中，就七嘴八舌地说："大家快让开，郎中来了。"他看了看财主母亲腿上的瘤说："必须马上开刀，要不毒气扩散就会性命难保。"财主母亲一听要开刀，吓得马上昏了过去。大家掐人中的掐人中，拍胸脯的拍胸脯，足足忙活了半天，财主母亲才醒了过来。

神仙太公想，这个人这么胆小，明着开刀肯定不行，得想一个既让病人不怕，又能成功开刀的办法才是。

第二天，神仙太公让财主家人把病人弄出来，大家七抬八搀，好不容易把她弄了出来，然后，神仙太公叫她坐在一张凳子上，病人刚一坐下，只听得她"啊唷"一声大叫，一边的神仙太公笑了起来，连声说："开刀成功！"

原来神仙太公在夜里想出了一个办法，在凳子上绑好一把手术刀，让财主母亲坐，坐下的时候正好是瘤对着那把手术刀，于是，坐下就是一刀，瘤子破了，手术成功了！因为事先没有说破，所以财主母亲一点都不慌，就这样把财主母亲的病治好了。财主一见母亲病好了，一定要用重金感谢，神仙太公只是一笑走了，并不接受重金。

（楼文供稿）

（七）巧用药引

萧山出名医，明代数楼英。楼英医术高明，被誉为神仙太公。人一出名，麻烦事就来了。有一天楼英接到了皇帝的圣旨，召他进宫为马皇后治病，皇命难违，他只得整装赴京。

都说伴君如伴虎，为皇后治病可来不得半点闪失。所以楼英一到皇宫，顾不得旅途劳累，先拜见太医院同行，想了解一下皇后的病情以及用过的药，同行本有妒忌之心加上太医们久居皇宫，个个都磨得圆滑世故。楼英没有拿到真正的医案，只有经过众太医拟定的药方。

楼英来到皇后的病榻前，一边察颜观色，一边把脉细诊。渐渐楼英的眉头舒展开了，原来皇后患的并不是什么疑难病证，而是因贪食过多引起脾胃消化失调、饮食痰浊阻滞之症。只要用大黄、莱菔子一类的极普通药就可以治愈。

楼英离开病榻举笔开方，就在此时，他犹豫了，为什么这么普通的病太医们治不好，反而路远迢迢将他这个乡间郎中召来呢？想到此，他又取出太医院拟定的药方仔细看了起来。只见药方上开的均是人参之类的贵重药物，于病无益亦无害。难道太医院里养的是批庸医吗？不！因为宫内用药规矩极多，皇帝、皇后都是龙身凤体，用人参一类贵重药物，就是治不好病也不算过错。而用低廉的药物就是贬低了龙身凤体，哪怕是治好了病也只能打个平过，倘若有个闪失，可闯下了满门抄斩的大祸了。领悟了其中的奥秘，他当然不敢再贸然下笔。

正在他左右为难之时，一声皇上驾到！四周的宫女太监个个跪地接驾，楼英也匍匐下来，皇上站在他的面前，抬眼望去，见皇上的龙袍上玉佩叮当，忽然间有了主意。当皇上询问皇后的病情时，他又从容举笔开方，上写：大黄二钱，莱菔子三钱，皇上随身玉佩作药引。写毕递呈给皇上，皇上一看马上解下玉佩，连同药方一起递给太监，嘱其速办。

马皇后服下药汤不一会，就腹内作响，大便畅通，第二天便通体舒畅，食欲大振。见皇后病好，皇上大喜，下旨让楼英留在太医院任职。

事后，同行们见了他为皇后开的药方，都赞他不但有医术，而且善用药引。因为皇上的随身玉佩不是药，也起不了什么作用，只是这么一引，使低廉的大黄、莱菔子抬高了身价。而且皇后见了皇上随身的玉佩也可知皇上对她的宠爱，当然对病情也有好处。自此，太医们不敢小看这位民间郎中。而楼英却趁机博览了太医院的医书、药书，为后来自己著书立说奠定了坚实的基础。

（吴桑梓供稿）

（八）开元固本汤

楼英治好了马皇后的病以后，就被皇上留在了宫中。通过马皇后的病，楼英知道在这个富丽堂皇的皇宫里像马皇后这样的消化不良症会常有，于是他潜心研究，决定拟出一个有用的方子。研究了一段时间，一个叫"开元固本汤"的方子研制成功了。

有一天，皇上的一个贵妃病了，几位太医早已开过方子，终不见效，所以又把楼英叫去诊治。楼英一看，贵妃脸色青黄，骨瘦如柴，腹中有气，胀满，大便不下，食欲不振，失眠。看来她也得了与马皇后差不多的病，也是吃得太多引起的，而那些太医开的仍然是名贵药材，不会死人也治不好病。

楼英就举笔开方，上书"开元固本汤"，然后列出药名和用量：山楂、肉桂、怀山药、炙甘草。并亲自煎煮让贵妃服下，不过二剂，贵妃大便顺畅，病就好了。

后来，他的这个药方入了太医院记载。据说，现代人也还在应用。

（吴桑梓供稿）

（九）巧治头痛病

明太祖朱元璋火烧庆功楼杀害了一大批功臣后，刘国师即以斩龙脉看风水之由离开了皇宫，微服周游天下去了。一位姓胡的奸雄乘机拍马奉承，当上了丞相，一时间奸佞小人当朝，众臣百官敢怒而不敢言。

有一天，胡丞相忽然头痛难忍，他招来京城名医以及宫中太医为他诊治，但医生们个个摇头说无法医治。胡丞相真想杀了这帮饭桶解气，可他毕竟是一代奸相，想当年曹操怒斩华佗，结果仍死于头痛病，他绝不当曹操。

他马上在府中设宴，款待这些医生，自己还忍着痛相陪。席间他不但封官许愿，而且当场捧出二盘金银作酬谢，并且告诉大家决不勉强，愿为他治病者留，不愿者可以归去。那批医生当然不愿留下来招祸，一个个拱手告辞而去。

俗话说，稻谷里难免有稗子。这批医生中也有小人，凡是小人者拍马奉迎有术，真本领不够，但为了不错过这次讨好的机会，小人向丞相推荐了楼英。

楼英因治好了马皇后的病，由一个民间郎中一跃成为太医，但进了太医院以后，他终日埋头读书，其余事一概不问，所以今日之宴他也没有参加。胡丞相是知道楼英入宫之事的，既然这位民间郎中能治好皇后的难症，自己的病也许有方可治，于是楼英被接进了丞相府。

楼英为他把脉以后，又审视了他的五官，然后大吃一惊，因为胡丞相刁钻过度，使用奸计害人太多而患了脑髓亏耗症，此病若不治，不出一月将死。此病奇特，用药更奇，需要用活人脑髓作药方可治愈。这样的药，作为治病救人的医生怎敢开出方子，怪不得同行都避之而去。楼英的犹豫瞒不了奸相，更瞒不了丞相边上的小人。楼英忧愁地站起身来踱起了方步，这边的奸相与小人却定下了计谋。

这位一不知朝中大事，二没有任何背景的民间郎中被软禁了。第二天，送饭的侍从偷偷告诉他，要是三天内拿不出治愈丞相的药方，丞相将大开杀戒，杀的不是平民百姓，而是那批赴过宴的医生，当然也包括楼英。这一下楼英惊得非同小可，他也更加明白同行们离去的心情，此奸相如果死亡就是为民除害，可惜这样做付出的代价太惨重了。楼英急得如热锅上的蚂蚁，在室内团团转，一转二转头上冒出了热汗，他取下帽子，解开衣襟，忽然那帽子发出阵阵汗味，使他心里一愣。然后，一个药方在胸中拟定。他要求立即见丞相，见到丞相后，他让其立即派人去江南乡间，搜集青壮年汉子的乌毡帽，而且越破旧越好。丞相虽然怀疑这个药方，但还是派人去了江南。楼英也就趁机为同行们求情。胡丞相冷冷一笑，说是要等病情有转机再说。其实，他哪里敢明目张胆杀医生，只不过看楼英善良本分，借以恐吓他说出药方罢了。

很快，一百顶破旧乌毡帽运进了丞相府，楼英架起了大锅，将乌毡帽放进锅内煎煮成浓汤，又将浓汤过滤后熬成膏，让丞相早晚服用，并嘱咐其在用药期间不准用脑考虑政事。果然，丞相的病一日一日好了起来。

楼英用青壮年汉子帽子中的精气代替活人脑髓治病，此方实在是高招，但同行们没有佩服他，而且把他当作了拍马奉承之辈，让这个奸相又活了下来。楼英却以为自己用巧法治愈了丞相的病，又为同行们解除了杀身之祸，定能受到大家的称赞，想不到同行们对他不屑一顾，还冷嘲热讽。他怎么知道同行们根本不明白他被软禁恐吓的经过，所以产生了误解。

就在丞相病完全好了以后，要犒赏他之际，楼英提出了归乡的要求，想不到这次奸相开了恩典，马上奏请皇上，准予楼英归乡。就这样，楼英又回到了家乡，成为了百姓们的"神仙太公"。

（吴桑梓供稿）

（十）逗笑解郁

楼英从京城回乡，仍然给百姓们治病，只是他不再背着药箱串村走庄，而在家中坐诊，上门的病人络绎不绝。

有一天，当地的一位县官老爷身体不适，想请楼英去县衙为他治病。楼英说，官民一视同仁，如要看病还是请县太爷自己来一趟。县太爷心想，人家是名医又从京城回来，自己算不上个大官，所以还是坐轿去楼家塔让楼英看病。

楼英确实很忙，看病的人都排了队，但还是给了县太爷一个面了，给县太爷先看，他把了县太爷的脉，又看了脸色和舌苔，说："你没有病，只是月经不调，回去养养就会好的，连药也不用吃。"

县太爷一听，"扑哧"一声笑了，而楼英也不再理他，顾自给别的病人看病了。

县太爷回到县衙，想想要笑：还说什么名医，什么从皇宫太医院出来的，还叫什么神仙太公，连男女都分不清，我一个大男人哪来的月经不调。他还把自己去楼家塔看病的事当笑话讲给家里人听，家里人也跟着笑。就这么一笑二笑，过了个把月，县太爷发现自己胸闷、头昏脑涨、食欲不振的病好了。

一个月后，楼英不请自来，问县太爷，病好了没有。县太爷感到蹊跷，楼英就对他说："你在县官这个位子上多年，一直得不到提拔，心里郁闷成疾。所以只能说你月经失调，经常开怀一笑，郁气排出，病就好了。"县太爷一听赶紧作揖感谢。

（吴桑梓供稿）

（十一）神仙太公变半仙

楼塔楼氏的祖先楼英，是个名医，人人叫他神仙太公。但很少有人知道他是个半仙的事，这里有这么一个传说。

神仙太公归乡以后一直给百姓治病，后来他儿子继承了他的医术，他就掼掉了药箱和针头，到云门寺去写《医学纲目》、著书立说去了。也有人说神仙太公是去修炼成仙去的，就这样一去好几年。

有一天，楼塔的一个家长太公到云门寺去拜菩萨，见到了神仙太公。他想试试神仙太公是不是在修仙。就开玩笑地说："你家的山被人占了。"神仙太公说："随便伊。"家长太公又说："你家的田里长出了一丈长的青草。"神仙太公说："随便伊。"家长太公笑着又说："你老婆被人僭去了。"这次神仙太公没有随便伊了，而是火冒三丈地说："难道没有王法了吗？"看来神仙太公还是有俗气的。

据说他本来真的可做神仙的，就这么最后一句话，只能做半仙了。

（楼文供稿）

（十二）医者仁心

有一天，楼塔名医楼英从外面行医回来路过一家客栈，看见门口有两位老人拄着拐杖从里面跌跌撞撞地走出来，后面店老板骂骂咧咧地从后面赶出来，还把两位老人的包袱扔出门外。

楼英一看两位老人的神态，就知道这两位老人家病得不轻，上前去问店老板，为何要赶他们出去。店家一脸怒气地说："他们已经住了十来天了，房钱也付不起，又生病，怕他们死在店里晦气，所以把他们赶走。"楼英问清情况后沉思片刻，突然哈哈大笑。店家说："我烦煞，你倒笑煞。"楼英笑着说："我说你这老板放着生意不做，有钱不挣，你知不知道这两位老人家是谁，他们是邻县县太爷的堂叔、堂婶，你如果赶走他们，万一病死在路上，一来是你的罪过，二来县太爷追究起来你吃不了兜着走，你如果怕他们死在你店里，我保证他们不死，我给他们看病看到好为止，至于房钱你放心，如果他们拿不出，我去县太爷那儿讨，保证没问题。"这样一说，店老板当然同意继续收留两位老人，楼英就把两位老人扶进店里，帮他们把脉诊治。

经过楼英的精心治疗，十多天后两位老人脸色红润，精神好转，病终于治好了。店老板连忙催两位老人给他们的县太爷侄儿写信，让县太爷派人来接二老回去，并说信他会代写并转送，两位老人被店家说得丈二和尚摸不着头脑，心中暗想："我们哪来的侄儿，更不用说还是当县太爷的。"

正在纳闷时，楼英走了进来，对店老板说："老板，他们的侄儿就是我，我今天来和你结账。"店家恍然大悟，早听说楼英家境一般，但常常看病不收钱，今天还倒贴房钱，心中不由得一阵惭愧，连忙上前拉住楼英的手说："多谢楼公指点，今后我做生意也要以善为本，你家的家训我早有耳闻，今天总算是眼见为实了，两位老人家的房钱你也不用付了，我也当做回善事。"两位老人听后，对楼英和店老板千恩万谢，楼英分文不取诊金还赠送了他们路费，两位老人怀着感激的心情踏上了回家的路。

像这种情况，在楼英的行医生涯中常有发生，至今仍流传在楼塔民间。

（楼黎明供稿）

（十三）传承家风，惠及百姓

在山清水秀的楼塔镇有一位老少皆知的神仙太公，他不是神仙而是楼塔人的祖先，是元末明初的一位名医。他叫楼英，又名公爽，字全善，人们也称他全善公。他出生在一个书香门第，从小家教很严，四岁开始他母亲就教他学《三字经》《百家姓》《千字文》等诸子百家文章。

楼英7岁时，有一次和小伙伴在花园里捉迷藏。当小伙伴躲好叫他寻找时，他无意间推开一间小书房，小伙伴没找到，却发现了书架上的书，他拿出其中一本书就如痴如醉地看了起来。当小伙伴们找不到他各自回家时已是晚上，家里人很着急到处找他，当有人发现他时，他还在看书。楼英父亲把书拿来一看，原来是一本《黄帝内经》，从此楼英与医书结下了不解之缘。在父亲的鼓励下，楼英开始钻研医书，他凭着坚韧的毅力，终于领悟了中华医学的真谛。

楼英20岁起就开始行医，很快就名声渐长，但他虚心低调、学而不厌。明洪武十年，明太祖朱元璋身患重病，太医院的太医们也束手无策，经人推荐楼英奉召进京，经过他的精心治疗，皇帝的病很快就治好了。皇帝要楼英留下做太医，可他不要高官厚禄，坚持回乡继续为家乡父老看病，但在太医院期间楼英读了许多医书。后来回乡后，楼英一边为老百姓看病，一边撰写《医学纲目》，此书吸取诸家之长，结合他自己的实践而写成，还是李时珍编著《本草纲目》时极为重要的参考书。

楼英不但医术高、医德好，他的"惠天下"精神也是后人学习的榜样。他的小儿子名叫宗望，在幼年时楼英就开始教其学医，由于楼英言传身教，悉心指导，宗望很快就能给人看病了。楼英对宗望说："世人得到一个秘方，往往秘而不宣，是为了子孙考虑出路，我则相反，是要有惠于天下。"

宗望出师后，由于医术高明，加上他父亲楼英的名望，很快声名鹊起，常常门庭若市。永乐十四年，明成祖朱棣，也就是朱元璋的儿子生病了，把宗望召到京城为其治病，疗效显著，皇帝赐他纱衣宝钞，还派人来回接送，所以楼塔民间有"父子医师医父子皇帝"的美谈。

正因为楼英的家风家训影响了一代代楼塔人，所以我们楼塔才没有缺医少药的时候，到民国时期光药店就有 6 家，分别是天元堂、义信堂、回春堂、同仁堂、万裕堂、新万裕堂，而且各家药店每年端午节向村民分送藿香、艾绒、乌药等夏令解毒药。当疫病流行，就免费赠送预防疫病的丸药散剂，而坐堂医生也一边行医、一边讲述楼英的传说和他惠天下的精神，所以楼英的故事、传说，凡是楼塔人都能讲出一两个来。

（楼泽鸣供稿）

以上"楼英传说"是浙江省萧山区区级非遗项目，结合对相关历史文献的考证梳理，笔者认为楼英作为被神化对象的条件可以从宗族声望、技艺传承和精神品德三方面进行分析。

首先，从楼英的宗族声望来看，楼英虽然并非下祠堂的始祖，但他仍然是下祠堂这一支的第二世，从祖先崇拜的角度祭于祠堂并无不妥。楼英在世时的名气远超其父，对宗族事务也颇为热心，而其父在中年时期便前往松江朱姓人家处教书了，后来病逝他乡，被楼英与他的兄弟接回。楼英则一生大部分时间都在楼塔本地活动。《仙岩楼氏宗谱》载全善公"治家之法一遵朱子家礼。每月朔，宗族庙谒听训诫，理祭田，造祭器，谨丧事，规模灿然可观"。楼英又在继承其祖父的排翠楼后请人属文表章，言"吾之居楼焉，考方册于斯，治药石于斯，以奉吾兄，以飨吾宗，以会吾友，以训吾子，终吾天年而已尔"。可见楼英在世时就是宗族之中德高望重的领袖式的人物。

其次，从楼英的技艺传承来看，楼英确实具有精湛的医术，在许多文献中都记载了楼英治病救人的事迹，在楼塔流传的故事中楼英还与皇室宫廷有所交集，更是为楼英的医术加上了"御用"高光。楼氏又留有《医学纲目》传世，成为了楼塔镇上有志于医者的自学教材，镇上的医生大多抄取其中验方用于临床为村民治病，换个说法也可以理解为楼英培养了一批又一批的楼塔医生，护佑了一代又一代的楼塔人。这是楼英相较于其他先祖最为突出的优势条件，也是后来"神仙太公"得以参与村民医疗活动的信仰根源。

最后，在相关文献的记载中，楼英是一位品德高尚之人，"孜孜以活人为务，绝口不谈声利事"，宗谱载楼英拒绝为官是因为"吾之医得于天授，将以济吾欲，乃今不俾于行，是违于天也"，编撰医书是由于"世人得一秘方，往往靳而不以示人，盖欲为子孙计也。吾今反之，将以惠天下，非求阴骘也"。又载有其孝谨侠义之行，襄阳知府方晖称楼英是"于义有所不闻，闻之必行；有所不学，学之必成，为东浙奇才"。足以为后世榜样。

以上这些楼英自身的条件充分表现了其可塑性，但要将这样一位德高望重的医者成功塑造为无所不能的神仙太公，则需要更为强大的动机支撑。

综上所述，楼英村已有国家级非遗项目楼塔细十番，区级非遗项目楼英传说、楼英祭。2021年，有鉴于楼英的学术影响和文化影响，楼塔镇以"楼英医药文化"申报萧山区非遗项目。

第十一章 文化产业

近年来，在楼英故里，浙江省杭州市萧山区楼塔镇人民政府全力打造了楼英中医药文化品牌。楼英中医药文化这一品牌是全方面、多维度的融合，它保存了楼塔古镇最美的地方文化，从楼英始祖开始的最完整的传承脉络，保留了最有地方特色的文化遗产，如国家非物质文化遗产项目"楼塔细十番"，萧山区级非物质文化遗产项目"楼英祭""楼英传说"等。而且自2020年10月1日起楼塔镇举办"楼英中医养生节暨楼塔四季游·秋风引"系列活动，成为前来楼塔休闲旅游的重头戏，全民共同打造楼英中医药文化品牌，推动楼英医药文化研究及其成果转化，在"双创"精神指导下，让文化活起来，为社会、经济发展服务，值得学界、业界的重视。

一、政府支持

（一）打造楼塔古镇文化

楼塔镇地处浙江省杭州市萧山区最南端，毗邻诸暨，接壤富阳。境内青山绵延、竹木葱茏，溪流纵横、碧水环绕，风光秀丽、景色旖旎。相传东晋名士许询，因躲避仕途隐居于百药山上，后羽化成仙，此地因而得名仙岩。初唐四杰之一的王勃探访许询遗迹，写下了"崔嵬怪石立溪滨，曾隐征君下钓纶，东有祠堂西有寺，清风岩下百花春"的诗句。唐末农民起义军领袖黄巢、吴越王钱镠都曾在楼塔留下踪迹。

首先是楼塔古镇的改造，2018年，楼塔入选了小城镇环境综合整治省级样板创建名单，这个拥有1126年历史的古镇将再次升华，楼塔古镇的核心区面积约为0.5平方公里，常住人口一万多人，30余条古街里弄错落

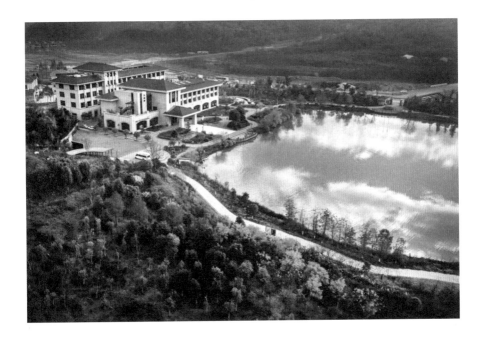

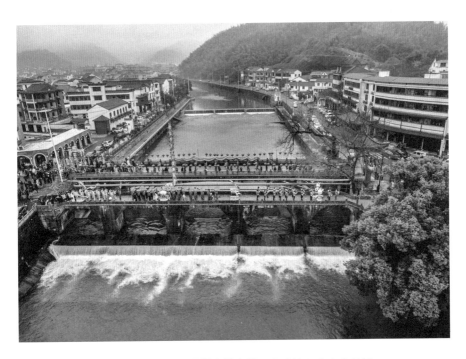

图 11-1　楼塔古镇鸟瞰 / 楼塔镇人民政府供图

分布在各个街区，延绵、交错而悠长。作为全区第二批小城镇环境综合整治镇，楼塔镇围绕"古韵楼塔，清水小镇"目标，科学规划，打破固有乡村视角，灌入城镇新思维；清理空间"蜘蛛网"，改造古镇特色面貌；点缀人文雕塑，提升古镇精神，使楼塔这座千年古镇既有自身特点，又处处是景。

楼塔古镇三面环山，如何从美学角度，将山水景观与古镇改造进行有机融合，与文化挖掘形成呼应，是对设计团队提出的挑战。而出自《清燕楼记》中的"欢燕"，成为设计理念最生动的体现。打开中国美院望境创意的设计方案，就能看见一只栩栩如生的"燕子"，它"飞"在站台上、石椅上、指示牌上……几乎每一张设计图上，都能看到"燕子"的影子。设计团队历经半年时间的工作，对楼塔进行深入走访，了解当地的建筑情况，并且着重调研了楼英古村，搜集了大量资料，设计团队充分研究楼塔建筑和历史文化，从青山、绿水、古村、田园四方面进行演绎挖掘历史脉络，并重点将楼塔沿溪两侧立面和老街段两侧作为样板段进行综合整治。在沿溪游览动线上提出了"望溪游廊"的概念，通过局部加建构筑景观游廊的形式打通了原先封闭而独立的沿溪带，激活了沿溪的发展潜力，并在沿溪带营造"溪石浅滩"景，增加了沿溪观赏的趣味性，在建筑外立面改造上总体采用"宋式"古法形态，局部采用"民国建筑"形态，从而形成"乡土、传统、精致"的建筑定位。

在当地政府的努力下，改造后的楼塔古镇惊艳亮相，这座千年古镇竟在短短5个月间迎来了"涅槃新生"——整洁的石板路、潺潺小溪流、苍翠的古松带来了新气象，沿街商铺、屋舍修缮一新，杭派新居、民国风层楼、复古建筑穿插其中，俨然古韵楼塔。而原本明清老建筑的雕栏画栋、古镇风貌犹在，家乡锁住了乡愁，同时"破茧成蝶"。再次走进楼塔古镇，老街两旁具有古韵特色的商铺林立，杭派民居和美院设计的造景相映成趣，"欢燕"楼塔的Logo遍布细节，古镇上160余幢建筑立面改造已完成，和静卧在里弄里的几十栋明清建筑、老宅相得益彰。随意拐进一条里弄，就能觅得明清时期遗留的痕迹：起伏的马头墙、旧时的门锁、白墙灰瓦、精美的门廊木雕、独特的门额题语……无不述说着古镇往事。腾蛟起风的"和合人家"、崇尚简朴的"瑞应吾庐"、熏风南来的"水南民居"等老宅，均有大家风范和百年故事。2019 年，楼塔古镇获评国家 AAA 级旅游景区，获评"浙江省美丽乡村示范乡镇"。2020 年，浙江省旅游风情小镇花落楼塔，年游客数量超过 30 万人次，成功跻身文旅特色型新时代美丽城镇省级样板。

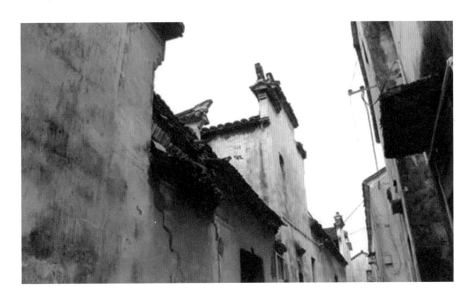

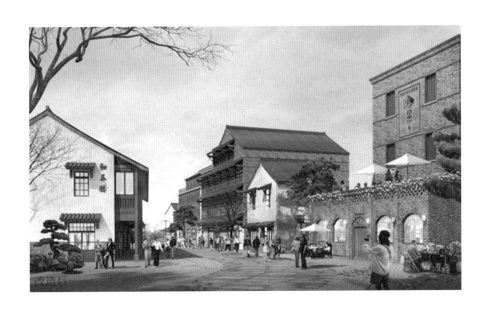

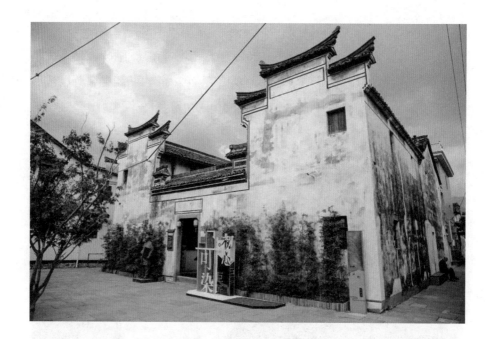

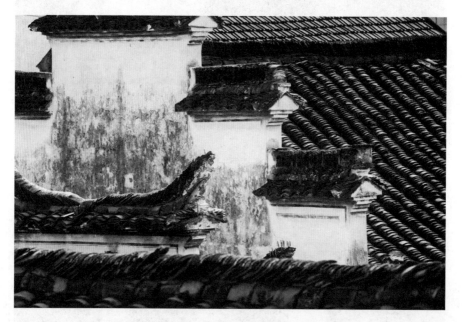

图 11-2 楼塔古镇建筑 / 楼塔镇人民政府供图

2019 年 11 月 8 日，千年楼塔迎来一件喜事、盛事，凝结了几辈人期待的"神仙太公"楼英纪念馆正式开馆，这标志着楼塔中医药文化再上新台阶。楼英纪念馆位于浙江省杭州市萧山区楼塔镇连瓦双宅，连瓦双宅为清代两层小楼，建筑占地面积约 215.4m²，进门处为天井，二层建筑面积约 152.8m²。楼英纪念馆的开馆为楼塔开辟了一个展示中医药文化和名人文化的新窗口。不仅标志着楼塔在深入推进"文化 +"发展战略，加快建设美丽楼塔步伐的道路上愈加平稳，更为楼塔打造生态旅游、文化创意、医药养生等产业增添了文化基石。

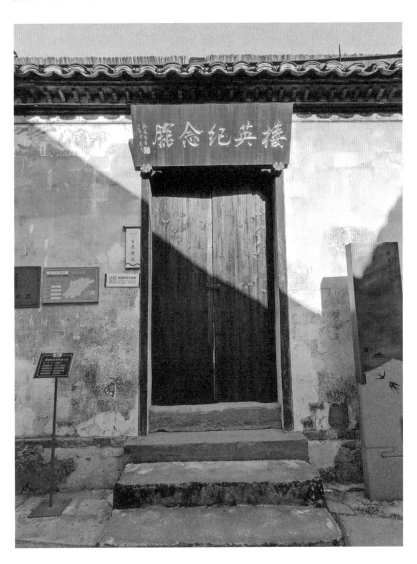

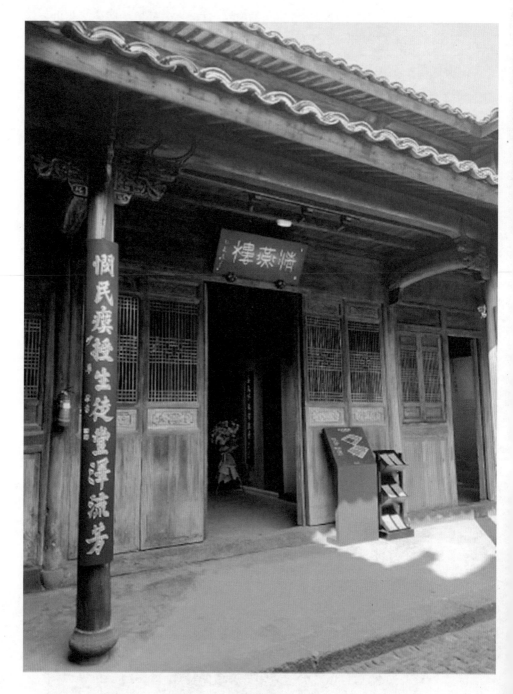

图 11-3　楼英纪念馆清燕楼

2020年，楼塔镇百药山游步道被列入2020年杭州市最美绿道，沿"神仙药铺"百药山蜿蜒而上，从天空俯瞰，百药山游步道仿佛林海中的一条丝带，最美绿道，值得一鉴。百药山游步道起点位于楼塔镇岩上村，拾级而上，8800级台阶，直登百药山顶，山顶设有15米高的两层瞭望台，名曰镜台，经历攀登、站上高台，感悟古人"会当凌绝顶，一览众山小"的豪情与疏阔。终点位于大黄岭村，全长8公里，连接沿线三个行政村，有龙尾潭、龙头石、仙人阁、老鹰石、通海洞、仙人石、老虎泉等自然景观，绿道沿线风光旖旎，景色秀丽，重兴寺遗址、桃园里旧址等文化遗址星罗散布，成为楼塔古镇文化的重要组成部分。

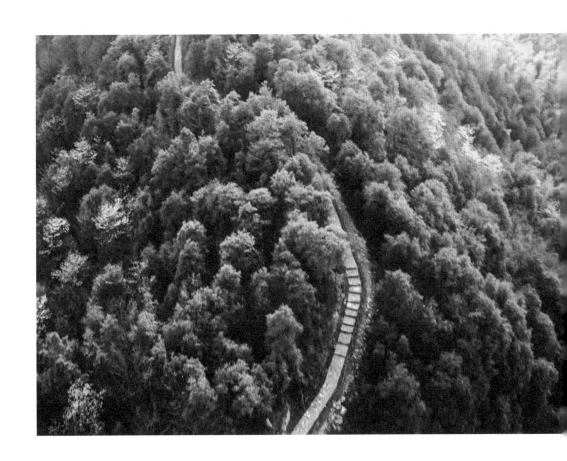

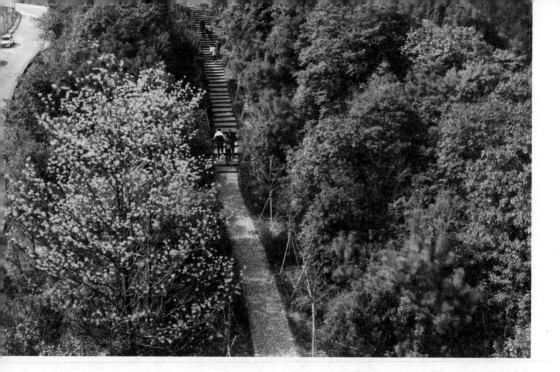

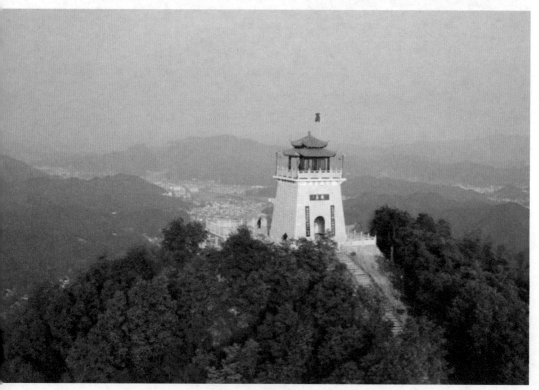

图 11-4　**百药山游步道**／楼塔镇人民政府供图

（二）打造中医养生文化

2020 年 10 月 1 日，楼塔镇"楼英中医养生节暨楼塔四季游·秋风引系列活动"启动，活动围绕"韵、酝、蕴、氲、运"五大核心主题词展开，有文化走亲、乡村音乐节暨楼塔镇 2020 年青年歌手大赛、中医药养生节、第二届浙江诗歌节、乡贤"回家"书画展、农家美食秀等一系列精彩活动，内容涵盖吃、住、行、游、购、娱、健康养生等方面。当天，在古镇游客中心还开展了中医义诊活动，4 名中医名家现场坐诊，上百名本地群众和游客纷纷前来门诊咨询。

启动仪式上，楼塔镇人民政府与杭州慈孝堂有限公司、浙江中医药大学、禾伙人（杭州）文化艺术有限公司共同签署了建设楼塔中医养生小镇的合作关系。杭州慈孝堂中医诊所、楼英中医文化研究院在楼塔揭牌。建立楼英中医养生基地，让慈孝堂传承楼英"惠天下"的精神理念，弘扬中医文化。"一所一院"的成功落地，成为楼塔中医药文化传承的又一重大推动力，有利于增强楼塔乡村振兴的文化软实力。

计划在楼英医药文化古迹（标识）、楼氏祠堂、老药店（修复）、楼英纪念馆基础上修建楼英医药文化主题公园，成为楼英医药文化宣传教育基地、传承中医药文化和凸显中医药特色的平台、宣传和展示中医药文化的窗口，通过物化形式，形象、生动地反映楼英医药文化，致力打造楼英医药文化品牌。

譬如老药店街区的修复利用，将位于同一街区的天元堂、回春堂、万裕堂、同仁堂、义信堂等药铺旧址，修复新用，供参观游览，并策划每逢端午节向居民分送雄黄、藿香、衣香、艾绒、乌药等夏令解毒之药，疫病流行时则会赠发预防药等活动，塑造浓郁的济世利民氛围，"让文物活起来"，当行人走在楼塔古街上，会受楼英"惠天下"的精神熏陶。

（三）打造医药旅游文化

将楼英医药文化景观融入旅游业，连点成线，形成楼英医药文化旅游产品，并进一步扩展，将中药材种植观光、中药标本馆、保健食品生产游览、养生药膳制作体验、美容康复养生休闲，特色保健诊疗及其研修项目，与楼塔细十番、非物质文化遗产旅游景区、萧山跨湖桥遗址、杭州中医药文化景观等相融合，由单一产品开发出多条内容丰富、特色明显的旅游专线，形成以楼英医药文化品牌为特色，集旅游、度假、休闲、养生、保健为一体的新型旅游业态。

发展中医药在预防、保健、调理、康复的特色优势，符合当代社会大众对健康长寿的普遍诉求。中医中药多属原生态，与自然环境和谐共存。中医主张药食同源，不少单验方以食材入药，实用安全有效，餐饮业加入中医元素，可改造为药膳食疗馆。中药饮片加工、炮制方法多从古代传承下来，可通过展示法、体验法开发成文化旅游资源。中医药文化源远流长，不乏名医、名术、名方带动一方经济发展的先例，如古代名医南阳的张仲景、亳州的华佗、耀县（现耀州）的孙思邈等，都是该地域重要的无形资产。借鉴成功的经验，发展中医药文化产业带动小城镇建设，为楼塔古镇历史文化保护利用注入新的活力。

楼塔古镇由楼家塔和楼英村组成，自唐末建镇已有1126年的历史。占地面积约0.5平方公里，为全球最大的楼姓聚居地，已列为浙江省历史文化保护利用村、浙江省非物质文化遗产旅游景区。境内有仙岩山、州口溪，古镇座落在州口溪南沙丘上，州口溪环绕而过，镇内水系发达，大街小巷溪水淙淙，常年不涸，古井石埠星罗棋布，泉水甘洌。古镇山水相依，上街、下街、横街三条主干道为基本构架，38条弄堂穿插相连，曲径通幽；百余处古宅错落其间，上（已毁）、中、下祠堂分片居中。药铺、当铺、商行、酱园、纸行、私塾等配套齐全。古宅多为明、清、民国院落，雕梁花窗、石窗画檐。特别是门额、对联别具特色，"竹苞松茂""腾蛟起凤""绳其祖武""瑞应吾庐""修身齐家""渔樵耕读"等，为郭沫若、张治中、楼子芹等所撰。千年古镇，名人辈出，故事众多，文化深厚。

以名医楼英中医药文化品牌为特色，整合楼塔古镇文化资源，努力打造楼塔康养小镇。引入健康产业的理念，突出中医"治未病"特色，发挥楼英医药文化与楼塔古镇文化资源优势，着力打造一个或多个康养优势病种或项目，做好相应的配套服务产业，如治疗与康复调养衔接，康复调养与药膳食疗衔接，药膳食疗与保健旅游衔接，保健旅游与中医药文化欣赏衔接，中药文化欣赏与中药庭院种植衔接，中药庭院种植与单验方日常家用科普宣教衔接，多元中医药服务园区与健康地产衔接。重点选择中风后遗症、癌症、老年人康养，因为中风后需要漫长的康复期调理，癌症患者手术、放化疗后体质下降需要终生康复调养，现有短缺的医疗资源、散在单一的中医门诊都不能满足患者的需求。楼塔康养特色小镇的建成，将有助于缓解上海、杭州、宁波等大、中城市高端医疗资源紧张、中医诊所能力不足的局面。

二、社团齐心

（一）楼塔历史文化研究会

楼塔历史文化研究会成立于 2009 年，有将近 20 名成员，成员里既有文史专家，也有非遗传承人，既有退休职工，也有年轻志愿者。这些年来，研究会利用业余时间查阅文献档案、采访知情老人，整理编辑了《楼塔往事》《明代医学家楼英》《洲口石桥百年记》《下祠文集》《晚清将领楼殿英》等众多有历史价值的文献资料，不辞辛苦、不计报酬地守护着楼塔的悠久古韵和文化根基。

2018 年开始，楼塔镇全力开展抢救古建筑的行动。但是，楼塔古镇内拥有大量明清时期的古建筑，单单是摸底排查就是一项非常艰巨的工作。楼塔历史文化研究会得知这一情况后，主动承担起这个任务，随即组织人员开始调查古镇上的古宅、老街、历史遗迹等。当时正值 6、7 月份，大家冒着酷暑，走街串巷，采访知情者，查阅相关资料，共调查清代上新屋等 37 处古建筑，并新发现两处明代古建筑。楼塔历史文化研究会成员在下祠堂附近发现两处明代古宅，又在前溪弄一处古宅内发现了三张晚清捷报，两块清代旗杆石。在后续的调查走访中，研究会成员还发现了很多如门额、界碑、石狮子、明代砖雕、独石桥、古井等散落古镇街头巷尾的古代遗迹遗物，进一步印证了楼塔古镇的沧桑历史。

研究会的成员们对古镇内的数十座古宅进行了摸底调查，通过询问房屋主人、查找家谱、分析建筑风格，确定了建造人及建造年代。根据调查结果，研究会整理装订了清代"酱园作坊"等 37 处古建筑资料和 12 处列入保护的明清古建筑详细资料。

楼塔历史文化研究会还对楼塔老街、风俗民情、传统饮食文化、民间逸闻轶事等进行了采访整理，通过查阅家谱、采访知情老者、实地考察三方面结合，将民国时期楼塔老街的店铺布局和风土人情进行了抢救性记录。楼塔历史文化研究会的调查和走访，挖掘了很多之前未知的历史资料，可以说，为后续楼塔历史文化内涵的打造提供了第一手资料。

2020年，楼家塔村入选浙江省第九批历史文化（传统）村落保护利用重点村以来，楼塔历史文化研究会积极参与到楼家塔村的保护规划制定工作之中，为古镇的建设和发展尽心尽力。

如今，楼塔保留下来明清古宅40余幢，建有明正德年间前后花厅、龙凤雕墙、清乾隆年间石扶梯，这些古宅粉墙高耸，鸳瓦黛青，雕梁画栋，两叠式马头墙高低错落，风韵独特，尽显浙派山乡建筑特色。特别是楼塔古建筑台门上的门额题语，无不体现楼氏先人的生活理想与信念追求。旧时的门锁，古朴的雕梁画栋，精美的门廊木雕，独特的门额题语，娓娓讲述着古镇的点点滴滴。

（二）仙岩楼氏宗族后人

正是因为有这样一位被族人视为精神象征的先贤，楼家塔"仙岩楼氏"已经发展为全国最大的楼姓人群聚居地，楼氏文化的印记随处可见。仙岩楼氏宗族有"明五伦、立教养、敦孝悌、诚祭祀、守法度、培后学、励节行、扬善举、惩恶行、戒斗讼、积阴德、尚勤俭"等22条家训。楼塔镇目前保留着中祠堂和下祠堂，传承着最传统的宗祠文化。祠堂这个名称最早出现于汉代，当时祠堂均建于墓所，称之为墓祠，南宋朱熹《家礼》立祠堂之制，从此称家庙为祠堂。

1918年，楼塔下祠堂建起精美绝伦的龛阁，阁内安置楼英雕像。农历11月19日，举行神像开光（揭像）典礼，活动延续7天，从16日到22日，盛况空前，下祠堂内香火辉煌、人潮拥挤。19日下午，奇迹出现了，祠堂天井里的两株桂花树花蕾绽放，清香弥漫整个祠堂，初冬寒意中桂花重开，"神仙太公"显灵了。于是群情沸腾，奔走相告，人们纷纷前来观赏奇迹。"桂花重开"成为楼英神化的佐证之一，一直为楼塔人津津乐道。

四方人士来下祠堂瞻拜楼英，主要是为求治而来，把"太公仙丹"带回家或当场吞服。后来人们希望得到楼英的处方，于是"太公药方"被精心设计出来了。求方者点烛参拜，默念病证祈祷，然后求签，根据签文得出药方。偶有康复的，引发更多人来求药，导致下祠堂每天人流不绝。

1986年，楼英裔孙募集资金重修下祠堂，重建龛阁和雕像，并将下祠堂改名为"楼英纪念堂"，萧山医界和各地学人送来多块匾额和贺幛。近年再次重修，下祠堂焕然一新。

楼英墓历代修葺，保存完好，历代祭扫不绝，清康熙六十年（1721），楼氏后裔整修墓地，重新立了墓碑。1989年，楼塔民众自发筹款，将墓地修葺一新，并建亭纪念。1997年，萧山市卫生局立楼英墓志碑。2004年被列为萧山区文物保护点。2013年，萧山楼塔历史文化研究会发动群众筹集资金，得到了社会各界的鼎力支持，共筹集到200多万元资金，对楼英陵园进行了全面的修葺和提升，增建了围墙、牌坊、墓道、水池等建筑，并邀请社会知名人士题写楹联、匾额，于2015年落成，2017年11月被列为杭州市文物保护点。

如今，在楼英纪念堂和楼英陵园，每天仍然有虔诚者来点烛焚香。每年阴历三月十五日、十一月十九日，是楼英的生辰和卒期，四方念佛老太云集，在楼英纪念堂诵经纪念楼英。更有甚者，楼塔民间还有五个神婆化身为神仙太公为人治病，可见楼英在人们心目中的地位。

2019年，在杭州市萧山区楼塔镇第一届年俗文化节上，萧山仙岩楼氏举办了"报添丁"仪式，"报添丁"仪式系遵循《仙岩楼氏家训》第七条"岁报生"，楼氏家族三祠各置报生簿一本，凡生子女者，至岁除之日，至祠堂报明男女生庚名氏，不致越序犯讳的教诲。仪式议程有开中门、鸣锣鼓、进祠堂、报新丁、拜先祖、入正位、正衣冠、点朱砂、诵家训、拜先祖、赠吉礼、礼毕、退位等。"报添丁"仪式使代代仙岩楼氏族人载入家谱，家训、家风代代相传。

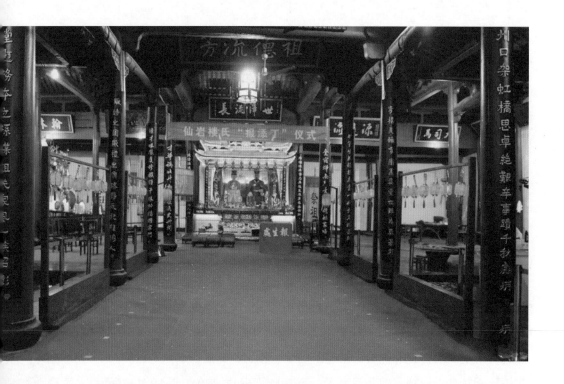

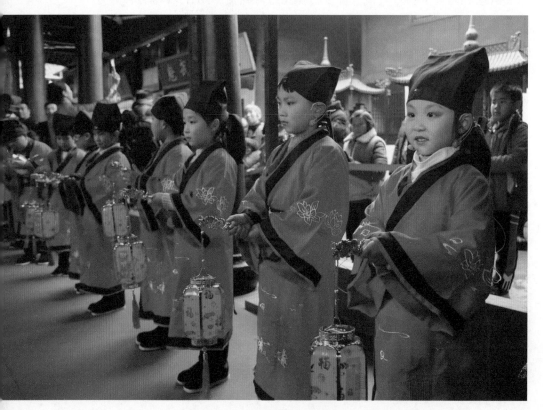

图 11-5 报添丁仪式 / 楼塔历史文化研究会供图

三、发展规划

（一）开发楼英医药文化产品

基于楼英医药文化相关联的历史、人物、著作、文物、古迹等，运用图文、音频、视频等传播手段，将楼英医药文化转换为精神产品，比如书籍、视频、歌谣、动漫游戏、影视作品等，宣传楼英医药文化品牌，普及中医药文化知识。

以现代人们的需求为导向，撷取楼英医药文化精华，提炼出楼英医药文化元素，进行创意加工，生产出新的楼英医药文化元素，并通过现代科学技术手段，使新的楼英医药文化元素不断更新；将中医理念、楼英医药文化特色与民众需求相结合，使产品可视化、器物化、规范化、艺术化，创造出新的文化价值和经济价值，如旅游纪念品、芳疗产品等，甚至医药文化信息平台、评价体系，产业及市场数据库、中医智能健康管理系统。建设楼英医药文化创意园，利用楼英品牌优势，融中医药文化、旅游、中药资源开发利用于一体。园内有药用植物园示范区、中医药文化体验园（药物炮制，体质、经络辨识，特色疗法）、中医药休闲养生基地等，形成绿色可持续发展模式。

基于楼英医药开发膏方、药酒、保健、养生、美容、康复产品或项目及平台。譬如开发药食两用的桔梗、牛蒡子，从种植、加工、外销日韩，到制成相关咽喉保健品、食品、酒品、饮料、家庭药膳等，实现中医药相关产业有机整合，形成贯穿一二三产业的完整大健康产业链。

（二）中医药文化产业化路径

中医药文化产业化路径，一是产品培育，二是市场推广。就楼英医药文化产业而言，就是为楼英某种治疗理念、技艺、方药，研制一套完备的操作方案，以便移植和推广，并为其配设相宜的使用场所，同时对其相关的理念用通俗易懂的表达方式传递给受众。在这个过程中，产品培育是楼英医药文化知识点的有形化过程，市场推广是楼英医药文化社会传播普及的过程。

发展楼英医药文化产业是一个崭新课题，需要集思广益，为此提出几点建议，供有关方面参考。

1. 制订发展楼英医药文化政策，加大支持力度

从政策、机制、投入、项目、税收等方面给予倾斜，积极引导、鼓励中医药文化与产业、旅游融合，深度挖掘楼英医药文化内涵，促进中医药文化产业发展。

2. 统一规划

保护好、利用好、整合好区域文化资源，建立完善的可持续发展的楼英医药文化产业发展战略规划，对接国家战略、规划，满足大众健康需求。譬如落实"浙江省中医药文化推进行动计划（2019—2025）"，"打造中医药文化影视动漫精品"，拓宽向青少年传播的新渠道；"拓展中医药文化线上线下宣传。……加强……网站、微博、微信公众号等新媒体建设，进一步提升传播影响力，推动内容科学化、大众化、特色化，促进文化资源共享"；"成立中医药文化产业实体。……中医书院、文化创意机构、文化综合体等实体平台"；"积极参与农业农村发展建设"，"推进中医药文化进礼堂。在农村文化礼堂开展中医药健康咨询、科普讲座、互动体验、文化展览等，丰富农村文化礼堂内容载体，增强农民群众对中医药养生文化的认同感、体验感与参与感，提升民众健康素养"；结合乡村振兴工程、文化惠民工程，建设浙八味、新浙八味、畲药等种植基地，开展农业观光、养生旅游。

3. 打造楼英医药文化品牌

发挥区域中医药文化资源优势，培育具有鲜明特色的文化品牌。

4. 重视中医药文化人才，吸引资金投入

培养、引进、用好人才。深化中医药文化与金融合作，广开投融资渠道。

5. 支持楼英医药文化研究，深度开发特色医药文化资源

医家、医著、史迹、相关文化仍需要继续挖掘，保持成果转化的源头活水始终充沛。同时注意防止中医药文化发掘与继承碎片化、庸俗化。

结语

　　一直以来，楼英在中医药史上都没有得到更多的关注和重视，现代研究也极少，《医学纲目》的学术地位基本上就是一部类书、资料汇编，现代出版与楼英有关的著作共三种，一种是《楼英研究》，一种是《楼英》，另有《楼塔往事》，这些专著均只是介绍了楼英这位医家和代表著作《医学纲目》。随着研究的深入，我们一次次被震撼到。基于以下三点，我们将本书纳入品牌系列，并取名为《楼英中医药文化》。

　　首先，经过我们和本书顾问黄龙祥教授的研究，楼英及其《医学纲目》的巨大贡献首次被高度总结，作为中医学体系的第三次重构，称巨大贡献绝不夸张；第二是我们利用文献研究的方法，对楼英生活的地域、时代、楼氏家族、楼英生平事迹、学医之路、《医学纲目》的成书及版本等研究均有了新的突破；第三是我们真正深入楼英故里，与研究楼英的乡贤和后裔进行了三年的反复交流，掌握了大量一手资料，了解了楼氏家族的医学脉络、地方医药文化、楼氏医学的传承发展以及楼英相关的各级非物质文化遗产项目，综合评价了楼英的医学价值和文化价值。楼英作为一名医家，其影响力绝非《医学纲目》中保存下来的学术特色和临床经验那么简单，发展至今，他已是集地方政府、本地乡贤、楼氏后裔、社会团体及专业科研及临床人员共同关注的一代医学大家，他的影响力还将继续扩大，《医学纲目》研究将掀起新一轮高潮。采用《楼英中医药文化》这一书名，能更好地体现本书所包容的特色和内涵。

　　可以说，楼英中医药文化源于浙江省杭州市萧山区，是明代医学家楼英所创，以其代表巨著《医学纲目》为文化载体，以重构中医学诊疗体系为核心学术特色，以楼英倡导、后世医家在六百多年传承过程中所形成的"惠天下"为核心理念，包涵了东楼宗祠、楼英陵墓、古建筑等历史文物遗迹，包括细十番音乐、楼英祭祀、楼英传说等民间习俗信仰，包括融针方、药方于一体的辨证诊疗体系、临床经验传承等，有深厚的历史背景和文化底蕴，形成以杭州萧山为中心、辐射全国、远播海外的独特中医药文化现象。

参考文献

著作

[1] 杭州府志 [M]. 刻本，1475（明成化十一年）.

[2] 楼英 . 医学纲目 [M]. 刻本 . 曹灼，1565（明嘉靖四十四年）.

[3] 王肯堂 . 证治准绳 [M]. 刻本，1605–1608（明万历三十三至三十六年）.

[4] 萧山县志 [M]. 刻本，1673（清康熙十二年）.

[5] 绍兴府志 [M]. 刊本，1792（清乾隆五十七年）.

[6] 丁文统，蔡大绩 . 古永兴往哲记：二卷 [M]// 鲁燮光 . 萧山丛书十一种：十六卷 . 抄本 . 鲁氏壶隐居 .

[7] 彭延庆 . 萧山县志稿：人物 [M]，1935.

[8] 建溪戴氏祠堂 . 浦阳戴氏宗谱 [M]. 重修本，1947.

[9] 汤本求真 . 皇汉医学 [M]. 周子叙，译 . 北京：人民卫生出版社，1956.

[10] 丹波元简，丹波元坚 . 伤寒论辑义 伤寒论述义 金匮玉函要略辑义 金匮玉函要略述义 [M]// 聿修堂医书选 . 北京：人民卫生出版社，1983.

[11] 丹波元坚 . 杂病广要 [M]. 北京：人民卫生出版社，1983.

[12] 丹波元简 . 素问识 素问绍识 灵枢识 难经疏证 [M]// 聿修堂医书选 . 北京：人民卫生出版社，1984.

[13] 周明道 . 楼英研究 [M]. 绍兴：中华全国中医学浙江省绍兴市分会 .1986.

[14] 萧山县志编纂委员会 . 萧山县志 [M]. 杭州：浙江人民出版社，1987.

[15] 来裕恂 . 萧山县志 [M]. 天津：天津古籍出版社，1991.

[16] 崔秀汉．朝鲜医籍通考 [M].北京：中国中医药出版社，1996.

[17] 宋濂．元史 [M].阎崇东，校点．湖南：岳麓书社，1998.

[18] 李经纬，林昭庚．中国医学通史：古代卷 [M].北京：人民卫生出版社，2000.

[19] 黄龙祥．中国针灸学术史大纲 [M].北京：华夏出版社，2001.

[20] 任桂全主编，绍兴佛教志 [M].杭州：浙江人民出版社，2003.

[21] 浙江省人物志编纂委员会．浙江省人物志 [M].杭州：浙江人民出版社，2005.

[22] 陈秉钧，乐琦．沙溪民间传说故事 [M].北京．大众文艺出版社，2006.

[23] 杭州市萧山区《今日萧山》编辑委员会．今日萧山魅力 [M].杭州：浙江摄影出版社，2007.

[24] 楼岳中．楼塔往事 [M].杭州：浙江人民出版社，2008.

[25] 浅田宗伯．先哲医话 [M].徐长卿，点校．北京：学苑出版社，2008.

[26] 原昌克．经穴汇解 [M].颜惠萍，王立群，译注．北京：学苑出版社，2008.

[27] 楼关堂等．仙岩楼氏宗谱 [M].萧山，1928 年重修，2011 年续修．

[28] 曾志华，杜文玉，白玉林．唐史解读 [M].昆明：云南教育出版社．2011.

[29] 楼英．医学纲目 [M].北京：中国医药科技出版社，2011.

[30] 车武，许浚与．东医宝鉴 [M].北京：中央民族大学出版社，2012.

[31] 朱德明．钱塘江医药文化 [M]// 杭州全书钱塘江丛书．杭州：杭州出版社，2013.

[32] 唐慎微．重修政和经史证类备用本草：上 [M].陆拯，郑苏，傅睿，校注．北京：中国中医药出版社，2013.

[33] 梦华．图解国学知识 [M].北京：中国华侨出版社，2016.

[34] 张其成．太医院医事春秋 [M].北京：中国中医药出版社，2016.

[35] 童超，中华上下五千年：第四册 [M].北京：海豚出版社，2016.

[36] 黄龙祥.经脉理论还原与重构大纲 [M].北京：人民卫生出版社.2016.

[37]《浙江通志》编纂委员会.医疗卫生志 [M]// 浙江通志：第 79 卷.杭州：
     浙江人民出版社，2018.

[38] 浙江省卫生志编纂委员会.浙江省卫生志 [M].杭州：浙江人民出版社，
     2019.

[39] 黄龙祥.中国古典针灸学大纲 [M].北京：人民卫生出版社.2019.

[40] 中共杭州市萧山区楼塔镇委员会.美丽新楼塔 [M].杭州：浙江工商大
     学出版社，2019.

[41] 楼英.医学纲目 [M].明建阳刻本影印本.北京：学苑出版社，2021.

论文

[1] 谢仲墨，楼延丞.明代医学家楼英事略 [J].中医杂志，1962，（09）：32.

[2] 马明达，武春兰.元代的太医院 [J].西北民族研究，2008，（1）：67.

[3] 真柳诚，郭秀梅.中日韩越古医籍数据的比较研究 [J].中国科技史杂志，
    2010，31（03）：243–256.

[4] 张立园.中国古代养生典籍出版史研究 [D].西南交通大学，2011：74.

[5] 刘齐.元朝医学教育的兴办背景与主要特点 [J].南京中医药大学学报，
    2013，14（3）：139–143.

[6] 刘齐.元朝的医学教育教学与管理制度 [J].医学与哲学，2013，34
    （12A）：84–87.

[7] 梁子钰，李俊德，龙子弋.浅析易水学派学术源流及治疗脾胃病的学术
    思想特点 [J].世界中西医结合杂志，2015，10（08）：1054–1056+1103.

[8] 党志政.《东医宝鉴》引录中医文献研究 [D].中国中医科学院硕士学位
    论文，2015.

[9] 江凌圳，盛增秀，王英."丹溪学派"医学文化内涵探析 [J].中医药文

化，2017，12（05）：32-35.

[10] 陈昆，孙秀冰 . 明代朝贡体系下的海上贸易 [J]. 安阳师范学院学报，
2021，132（04）：79-83+100.

后　记

　　项目组研究楼英中医药文化以来，遇到了太多令人感动的老师和故事，在此致以最真挚的感谢和怀念。

　　我们要感谢和怀念的第一位老师，是中国中医科学院的朱定华研究员。2018 年 12 月 10 日，我在杭州打了电话给朱定华老师，约了 12 月 25 日在中国中医科学院中国医史文献研究所见面，主要是谈 2019 年 6 月召开"浙派中医·楼英医学文化传承研讨会"的事情，记得见面时朱老师非常高兴，说作为浙江人，参与浙派中医古代医家的研究，支持是理所应当的，还说以后要一起参加浙派中医的研究。特别是提到他们当年研究楼英时，条件非常有限，也未能到楼英的故里考察，现在医史文献研究条件有了明显的改善，朱定华老师表达了浓厚的兴趣，积极鼓励我们，让人感觉很亲切。

　　朱定华老师出生于 1949 年 8 月，浙江海宁人。毕业于北京中医学院（现北京中医药大学）中医专业，大学本科。退休前一直在中国中医科学院中国医史文献研究所工作，师从马继兴、余瀛鳌老师，从事医史人物研究及中医古籍辑、校、注、译等整理研究工作 40 余年。曾先后发表各类中医学术论文或科普文章 50 余篇；主编（校注）、参编（合校）并正式出版医学著作 42 部。中国中医科学院中国医史文献研究所是我们中医文献信息研究所的龙头兄弟单位，对我们的工作有很多指导和帮助，中国中医科学院中国医史文献研究所的很多老师都是我们科室的老朋友，包括朱定华老师。

　　除了浙江萧山的周明道先生，朱定华老师是最早研究楼英的专家之一，2002 年中医古籍出版社出版的刘祖贻和孙光荣主编的《中国历代名医名术》，其中名医楼英就是朱定华老师撰写的；2007年朱定华老师在《中医杂志》第8期上发表了"楼英《医学纲目》学术特点探微"。他的研究成果也被其他学者多次引用和转发。

为了更好地完成学术会议，2019年4月6日，我和竹剑平老师陪着从北京来杭州的朱定华老师调研楼英故里萧山楼塔镇，得到了楼塔镇人民政府和楼塔历史文化研究会老师们的热烈欢迎，陪着参观了楼英纪念堂、楼英墓，和楼英的后裔进行座谈，交流了楼塔镇的情况和楼英的研究情况，楼塔历史文化研究会的老师们表示，正是因为有朱定华老师的早期研究，使更多中医界的学者了解了明代名医楼英，作为楼英的后人非常感谢，朱定华老师表示一定会更好地支持楼英研究工作。

调研回去后，朱定华老师参加了中国中医科学院一年一次的体检，查出了肺部肿瘤，当时中国中医科学院中国医史文献研究所的领导、同事和朱老师家人都希望朱老师立即手术，放弃参加会议，但是朱老师坚决不同意，认为答应了的事一定要完成，并继续完善会议资料，直到6月16日完成整个楼英会议的安排，朱老师才返回北京手术，病情已延误了两个多月。此事我是2019年9月因为《中华医藏》的工作去北京才知道的，在北京我去看了朱定华老师，肿瘤已严重转移，我内心的愧疚之情自是无法诉说。

2020年春节来了，疫情来了，全民隔离，不能出差，不能拜访，说不出的遗憾，我老家的望海新茶还没来得及寄出，朱定华老师就走了。带着对家人、对外孙的无比不舍，带着对中医文献工作的祝福，带着对浙派中医工作的关心，在2020年4月6日，一个冰雪融化、春暖花开的日子，朱定华老师永远离开了我们。阴阳两隔诉别情，一片伤心画不成。我已泪眼婆娑，语无伦次。朱定华老师走了，朱老师洪亮的声音，鲜活的身影永远留在我们心中；楼英家乡人永远不会淡忘朱老师为楼英研究做出的努力和贡献。

2018年12月31日，杭州下了一夜的雪，冰雪如诗如画，浙江省中医药研究院中医文献信息研究所的工作人员，在楼英后裔的陪同下，赴

《楼英研究》的作者周明道先生之子周一清先生之约。

　　行车一个多小时到达萧山临浦的周家，周一清先生和周明道先生的夫人介绍了周老先生的生前往事，在周一清先生的书房里，虽然没能见到我们期望已久的《仙岩漫录》明抄本，但这一次走访却让我们真正认识了"楼英研究"的第一人——周明道老先生。周明道先生不仅以一人之力，多年研究楼英，著成《楼英研究》，而且其收藏的古籍之多、保存之好，其本人编著的诗文、书法、楹联和医学专著之丰，着实让人惊叹、震撼。

　　而更让我感动的是，我们见到了慕名已久的《楼塔往事》的作者楼岳中老师，80 岁高龄的岳中老师亲自出马，才思敏捷，中气十足，目标明确，经验丰富，观念与时俱进，一时竟让我有"雷厉风行"之感。先生一生从事教育事业，退休后专心于自己喜欢的萧山历史文化研究，并指导年轻的研究人员，不遗余力，让人钦佩。

　　2023 年 1 月 6 日，楼英后裔楼岳中老师因感染新冠病毒不幸病逝，享年 86 岁。楼老师的去世是楼塔地方文史研究的重大损失。楼塔古镇（古称仙岩）洲口桥上的对联"四围山色九曲溪，半是仙源半是城"正出自楼岳中老师之手。我们也将永远怀念楼岳中老师。

　　我们要怀念的第三位老师是明代御医戴思恭（原礼）的后裔戴关土先生。2019 年 8 月 12 日，马剑镇的戴氏后裔戴关土先生因病与世长辞，享年 88 岁。他整理的《明代医学之冠戴思恭》和亲手复印的《浦阳戴氏宗谱》还在我的案头，为我们编写《楼英中医药文化》提供了重要的资料，也等待我们下一步对戴思恭的挖掘整理研究。

江凌圳

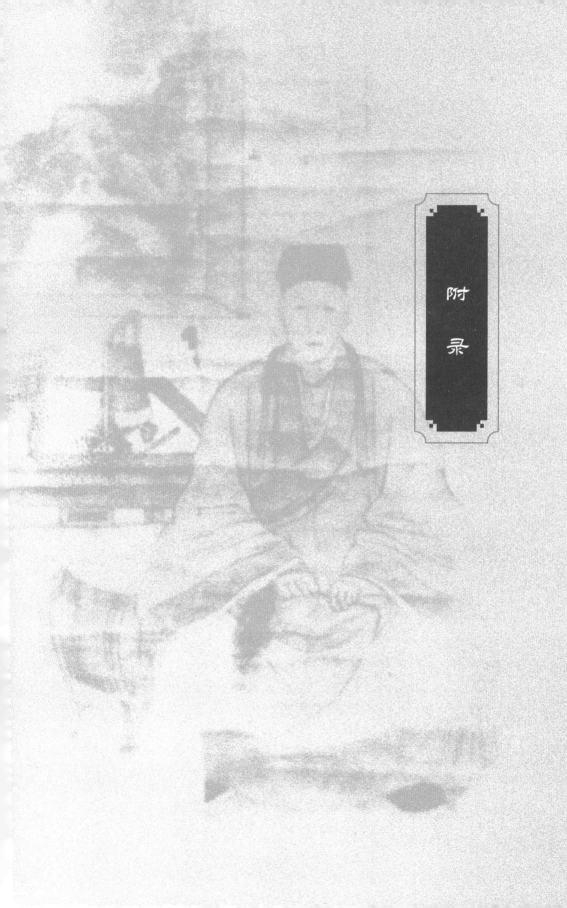

附录

附一　楼英年谱

元至顺三年三月十五日（1332年4月10日），楼英出生。

元至元元年（1335），4岁。在母亲指导下始识字。

元至元四年（1338），7岁。秉承母训，诵读《内经》。

元至正二年（1342），11岁。读小学（文字、音韵、训诂）。

元至正三年（1343），12岁。读四书（《大学》《中庸》《论语》《孟子》）。

元至正四年（1344），13岁。楼英在青少年时期，就以孝道闻名。秋，楼母病，他精心侍奉，亲尝汤药，步步不离母亲床前。

元至正九年（1349），18岁。楼英结婚，娶张氏。

元至正十年（1350），19岁。父亲的好友（一说为楼友贤的连襟及好友、楼英的姨父）、戴原礼的父亲戴士垚逝世，楼英赴浦江吊唁。是年长子衮（字宗起）出生。

元至正十一年（1351），20岁。始为民间诊治。

元至正十二年（1352），21岁。次子褀（字宗徽）出生。

元至正十五年（1355），24岁。幼子师儒（字宗望）出生。

元至正十七年（1357），26岁。随父谒孔庙，有与儒林文友以"仙岩十题"赋诗之盛举。

元至正十七年（1357）冬，戴原礼自嘉禾（嘉兴）归浦江，顺道仙岩探亲，与楼英切磋儒学医道，相洽相得。

元至正十八年（1358），27岁。朱丹溪在义乌赤岸村（丹溪村）逝世，享年77岁。楼英父亲楼友贤在吴淞做家庭教师，楼英代父往义乌吊唁。

元至正十九年（1359），28岁。中秋（9月7日），父友贤暴病逝世于吴淞朱君玉馆，享年62岁。其时正值朱元璋等群豪混战，楼英与长兄公虽冒乱世前往，奉柩火瘗，携骨灰归葬。

元至正二十一年（1361），30 岁。元末兵乱，殃及仙岩，楼英背着母亲逃难，生活颠沛，但始终对母亲照顾周到。

元至正二十二年（1362），31 岁。设馆授徒，着手编纂《医学纲目》，成终生事业。

元至正二十四年（1364），34 岁。著《守分说》。

明洪武二年（1369），38 岁。正月十三日（2 月 19 日）母赵氏逝世，享年 72 岁。

明洪武八年（1375），44 岁。著《江潮论》。

明洪武九年（1376），45 岁。著《周易参同契药物火候图》。

明洪武十年（1377），46 岁。应召赴京（南京）为明太祖朱元璋诊治，"俱合上意"，拒赐医官，八月，朱元璋诏"以老赐归"。

明洪武十三年（1380），49 岁。所著《医学纲目》初具规模，被医界争相传抄。

明洪武十六年（1383），52 岁。著成日记体随笔《仙岩日录》。

明洪武十七年（1384），53 岁。著《内经运气补注》。正月，请文林郎国子监博士钱宰为父友贤撰传。

明洪武二十九年（1396），65 岁。《医学纲目》修成，作《自序》。

明洪武三十年（1397），66 岁。文学家申屠澄为楼英"清燕楼"作《清燕楼记》。又为书斋"全斋"作《全箴》。

明建文元年（1399），68 岁。宗望为父编辑整理《仙岩漫录》成。

明建文三年（1401），70 岁。十月十九日（12 月 23 日），楼英逝世，暂厝。次年十月初九（1402 年 11 月 4 日）正式建坟，安葬于尚坞山麓。

附二 医学纲目曹序

予夙有志方药，少困举子业，未遑也。岁癸丑^①，释褐^②都下，迨丁巳^③，承乏^④比部，意通都大邑，良师萃焉，听谳之暇，留心咨访或枚举一二辈，曰：是出入于公卿之门者，众皆靡然从之，往往不暇考其术业。吁！徇名之弊，岂特仕道然哉。己未^⑤岁，先君子^⑥以肠澼背养，闻病不至，是抑不审医之过也，使不孝长抱终天之恨焉。因自顾拙于宦者与世之拙于医者，安可预人家国事耶？遂绝意进取，间取《灵》《素》诸书，反复读之，古奥渊邃，莫知端倪。友人邵君伟元，授予以《医学纲目》四十卷，曰：是书出于萧山楼全善先生所辑，简而知要，繁而有条，悉本于《灵》《素》，亦犹律之条例，比附不出于礼经也。公以礼律佐时，独不能以是书济癃疲耶？予笑而受之，惜抄本相传，鱼豕盈帙，前此欲者，数家而难于校正，往往中止，今亦无蹈是乎？因与伟元暨刘君化卿分帙校雠，矢志弗措，有不合者，昼绎夜思，若将通之，凡再逾寒暑而后就梓。讹者正，缺者补，秩然可观，回视旧本，若草莽矣。此书二百年来几晦而复明，几废而复举，宁不有定数存乎！书大要本之阴阳以定其准，参之运气以稽其变，察之色脉以明其诊，酌之虚实以立其法，考之同异以正其讹。是故时至有早晚，则民病有征应矣；气位有正变，则胜复有微甚矣；血气有虚实，则调治有逆从矣；气味有厚薄，则约方有轻重矣；营卫有宣壅，则补泻有疾留矣。其说一正于《灵》《素》《甲乙》，而参之以仲景、东垣

---

① 癸丑：明嘉靖三十二年（1553）。
② 释褐：旧制，新进士必在太学行释褐礼，脱去布衣而换穿官服。后用来比喻做官或进士的及第授官。
③ 丁丑：明嘉靖三十六年（1557）。
④ 承乏：暂任某职的谦称。
⑤ 己未：明嘉靖三十八年（1559）。
⑥ 先君子：对已故父亲的称呼。

诸君子之绪论。病必有门，门必揭其纲；治必有法，法必详其目。巨细不遗，详略通贯，参互众说，而折衷之于经。能由此者，谨道如法，万举万全；不由此者，实实虚虚，夭人长命。故览其书，如大都列肆之中，丹砂、玉札、马渤、牛溲，何所不有，而其取裁剂量，则固存乎人焉耳。先生尝曰：病之千变万化，不越阴阳五行。又曰：气失其平则为疾，医者意也，不过平其气耳。呜呼！此数言者，又为是书之纲领乎！夫不治刑不知造律者之深意，不治病不知著书者之苦心。先生康济之心甚盛，而几于无所用者，予得而推广之，亦邵、刘二君从臾^①之力也。同年赵君宗正，实闻而协成之。予与宗正同官比部者也，畴昔恤刑之意，重于杀人，抑此书之行为生人计也，亦重于杀人之虑也。处心积虑，有始终同而不异者，宜得牵连书之，以示后世焉。

时嘉靖乙丑^②岁中秋日前进士履斋曹灼撰

---

① 从臾：从谀，鼓动。
② 乙丑：明嘉靖四十四年（1565）。

附三 医学纲目序 ①

医之为学，其道博，其义深，其书浩瀚，其要不过阴阳五行五脏而已。盖天以阴阳五行，化生万物。其禀于人身者，阴阳之气，以为血气表里上下之体；五行之气，以为五脏六腑之质。由是人身具足而有生焉。然阴阳错综，五行迭运，不能无厚薄多少之殊。故禀阴阳五行之气厚者，血气脏腑壮而无病；薄者，血气脏腑怯而有病。阳多者，火多，性急而形瘦；阴多者，湿多，性缓而形肥。阳少者，气虚、表虚、上虚，而易于外感；阴少者，血虚、里虚、下虚，而易于内伤。况乎人以易感、易伤之躯，徇情纵欲，不适寒温，由是正损邪客，而阴阳五脏愈虚愈实，或寒或热，而百病出焉。故诊病者，必先分别血气、表里、上下、脏腑之分野，以知受病之所在；次察所病虚实、寒热之邪以治之。务在阴阳不偏倾，脏腑不胜负，补泻随宜，适其病所，使之痊安而已。然其道自轩岐而下，仲景之法详于外感，东垣之法详于内伤，钱氏优于五脏之义，丹溪精于血气之妙②，凡历代方书甚众，皆各通一法耳③。故后世用历代之方治病，或效、或不效者，由病同治异④，或中，或不中故也。设患热病，热病之名同也，其治之法，四君治血实之热也，四物治血虚之热也，白虎治气实之热也，补中治气虚之热也，麻黄治表热也，承气治里热也，四逆治假热也，柴胡治真热也，泻青、导赤、泻白、滋肾、泻黄治五脏热各异也，各能洞烛脉证，而中其肯綮，则皆效。其或实用虚法，虚用实法，表用里法，里

---

① 医学纲目序：因建阳本更接近楼英原本，故此序选用建阳本。曹灼本与建阳本文字有较多不同。
② 仲景之法详于外感……之妙：曹灼本作"仲景详外感于表里阴阳，丹溪烛内伤于血气虚实，东垣扶护中气，河间推陈致新，钱氏明分五脏，戴氏熟施三法"。
③ 凡历代方书……一法耳：曹灼本作"凡历代方书甚众，各有所长耳"。
④ 故后世用……病同治异：曹灼本作"病名同，治法异，或中其长，或不中其长故也。姑举一病言之，夫恶热病，热病之名同了，其治之法四：四顺治血实之热也，补中治气虚之热也，麻黄治表热也，承气治里热也，四逆治假热也，柴胡治真热也，泻黄、导赤、泻白、滋黑、泻黄治五脏热而法各异也。人能洞烛脉证而中其肯綮，则皆效"。

用表法，真用假法，假用真法，则死生反掌之间，尚何责其效乎？昧者不悟是理，泛用古今之方，妄试疑似之病，每致夭横者不少矣。若是者，虚窃济生之名，实所以害人之生，乱医之真，孔子以乡愿[1]乱德为德之贼，斯则医之贼也。暗损阴骘，神明不佑，可不谨哉！爽[2]爰自髫年[3]，潜心斯道，上自《内经》，下至历代圣贤书传，及诸家名方，昼读夜思，废餐忘寝者三十余载，始悟千变万化之病态，皆不出乎阴阳五行。盖血气也，表里也，上下也，虚实也，寒热也，皆一阴阳也；五脏也，六腑也，十二经也，五运六气也，皆一五行也。鳞集于鱼，辐辏[4]于毂[5]，医之能事毕矣。是以不揣芜陋，掇拾经传方书，一以阴阳脏腑分病析法而类聚之。分病为门，门各定阴阳、脏腑之部于其卷首，而大纲著矣。析法为标，标各撮阴阳、脏腑之要于其条上，而众目彰矣。病有同其门者，立枝门以附之；法有同其标者，立细标以次之。凡经有衍文、错简、脱简者，一以理考而释正之。传失经旨，众论矛盾者，各以经推而辨明之。庶几诸家之同异得失，得以曲畅旁通，精粗相因，巨细毕举，同病异法，如指诸掌，名之曰《医学纲目》。藏之巾笥，以便考求，使夫临病之际，自然法度有归，不致误投汤剂，而害生乱医，获罪神明者矣。虽于轩岐心法之妙，不敢同年而语，然亦天地生物之心一助云耳。

娄爽全善书[6]

---

①乡愿：外貌忠厚老实，讨人喜欢，实际上却不能明辨是非的人。
②爽：曹灼本作"英"。
③髫（tiáo）年：童年。
④辐辏（còu）：形容人或物像车辐集中于车毂一样聚集。也作"辐凑"。
⑤毂（gǔ）：车轮中心，有洞可以插轴的部分。
⑥娄爽全善书：曹灼本作"萧山仙居岩楼英全善撰"。楼英之名由曹灼本而出。

附四　医学纲目序例

凡治法皆以正门为主，枝门旁考之。假如心痛门为正门，其下卒心痛、胎前心痛、产后心痛等枝门，皆以心痛正门治法为主，其卒痛、胎前、产后则旁考以佐之也。

凡门分上下者，其上皆《内经》之元法，其下皆后贤之续法，如穴法门上、穴法门下是也。标之上下亦然。如针灸上皆《内经》元法，针灸下皆后贤续法是也。

凡所类之方，皆先贤名方。今号其名，但号所编之人，且如王海藏所编之方有仲景方，有《千金》方，有《易简》方，并种种名方，今但号海藏之名，实不及仲景并《千金》《易简》等方也。

凡所类之方，独东垣、海藏、罗谦甫、丹溪以扶护元气为主，可纯根据元方，其余诸方多是攻邪之剂。善用之者，必详其人虚实，灼见其实者，可根据元方。若兼虚者，气虚必以四君子相兼用之，或各半作复方用之；血虚必以四物汤兼用之，或各半作复方用之，庶不夭人长命也。

凡言运气，皆谓一岁之中长幼之病多相似者，俗谓之天行时气是也。

凡所载药方，在本条者宜考本条，其有病在本条而方见别条者，详载目录，以便检阅。又有方名而无方药者，另立补遗，以备参考。

凡伤寒药方，六经自相为用，不必另立别条。

附五　内经运气类注序文①

夫运气之道，上古圣人所以参天地、赞化育者也。盖运气流行于天地间，有变有化，其化也，在人为生育；其变也，在人为疾死。故欲赞其化育以济其生者，必先制其疾变，以拯其死，则医道之所由设，使有生者无夭折，享寿考②，而其德业可与天地参矣。然其道载诸《内经》者，广大精微，非浅学所可易知者，是以后世悉（皆）湮没（晦），今姑举（其）大略言之。五运属阴，守于地内；六气属阳，周于天外。其化生于人也，五运化生五脏，属内；六气化生六腑、十二经，属外。其变疾于人也，五运内变病于五脏，甚则兼外，六气外变病于六腑、十二经，甚则入内，内外变极，然后死也。五运有平气、太过、不及之殊，六气有常化、淫胜、反胜、相胜之异。五运平气者，其岁化生，皆当本位，如木平气敷和之纪，其色苍，其味酸之类是也，其变病皆在本脏，如木平气之病，在肝也，太过者，岁变平气为太过，其化生皆兼非位，如（木）太过发生之纪，其色青黄白，其味酸甘辛，（如）而兼非位之土金是也，其变病皆在己所胜（生）之脏，如木太过则木胜脾土而脾病也，其胜乃本气有余而胜，故不为他气报复，间有复者，以不务其德，（暴虐失常也。不及者）岁变平气为不及，其化生亦兼非位，如木不及委和之纪，其果枣李，其味酸辛，兼非位之土金是也。其变病皆己所不胜者，乘虚胜之而本脏病，胜极则己所胜（生）者，报复其胜，而胜者之脏亦病，如木不及则金胜之而肝病，胜则火复金仇而肺（亦）病也，其胜乃乘我之虚而（来）胜，胜之根本不固，故为他气报复。凡此五运之气，皆有定纪者也。六气常化者，天地六

---

① 内经运气类注序文：出自杭州市图书馆《医学纲目》明嘉靖四十四年曹灼刻本，《仙岩楼氏宗谱》载为"内经运气补注序"。明建阳本无此序。正文括号内的文字为原文与哈佛大学燕京图书馆馆藏的《医学纲目》明嘉靖四十四年曹灼刻本不同之处。

② 寿考：高寿。

位之化，各守常位，生病各当本处。其天地之常化，如厥阴司天，少阳在泉之岁，风化居上，火化居下，风病行于上，热病行于下之类，而不出他位也。其六位之常化，如厥阴司天之岁，初之气化风燥，民病寒于右之下。二之气化寒热，民病热于中之类，而不杂他气也。凡此六气之常化皆有定纪，犹五运平气也。淫胜者，天地之气变常，内淫而胜也。天气内淫而上胜于下，则己所胜之脏，经受邪而病甚。如厥阴司天，风淫所胜，其病在足太阴脾经也。地气内淫而外胜于内，其病在足阳明胃经也。凡此六气之淫胜，犹五运太过，皆有胜无复，其胜之盛，虽有定纪，其胜之动否，则无定纪，而不可必也。反胜相胜者，六位之左右变常，乘虚而胜也。其乘天地之虚而胜者，为反胜，左右自有相胜，乘虚而胜者，为相胜，皆视所虚之气，如所虚之气属太阴，则所胜气属厥阴，而病在脾胃经，所复之气属阳明，而病在肝胆经也。盖天地岁气犹王也，左右步气犹诸侯也，左右胜天地，犹诸侯僭乱，故曰反胜。左右自相胜，犹诸侯自相征伐，故曰相胜。凡此六气之反胜、相胜、五运不及，故皆有胜有复，其气其动皆无定纪，但随虚而胜，随胜而复也。诸五运皆有定纪者，阴静有常也。六气少有定纪者，阳动多变也。五运之平气之常化为常，其化生为常之常，变病为常之变。五运之太过不及与六气之淫胜、反胜、相胜为变，其化生为变之常，变病为变之变，太过、淫胜为变之盛，不及、反胜、相胜为变之虚。察其常变以定生死，详其虚实以断补泻，谨道如法，万举万全也。然其经奉行于世，惟唐太仆令王冰氏笃好之，大为诠注，而其昭彰道要，开示玄微者，于功为大，但千虑一失而不得经旨者，亦或有之，为未尽善也。于是不分常变，释六气胜复无定纪之变为有定纪之常，不分盛虚，释左右乘虚之相胜司天之淫胜，是则运气之义不明，自此始矣。后虽有林氏校正，孙氏考误，与夫托名所著《玄珠密语》《天元玉册》，及诸家运气图说之类，然皆不能出王氏之右而救其失，反使运气之义愈晦而书愈繁。至于河间所注病机，其形容病化之情状，推究火热之众多，真有发前有未发之妙，奈何又以运气之所属皆为盛，而不察其所属各有盛虚，以盛虚所兼非位之化皆为似，而不察其所兼之盛者似虚者，是为重失矣。夫王氏释变气为常气，相胜为淫胜，则人不识变，而占运气不应年辰；河间释运气之所属皆为盛，所兼非位之化皆为似，则人不识虚，而施治法不对病证，遂使世俗皆愀然不信而弃之也。其不知变者曰：某气司天属阴寒，今反炎热，某运合太过，今反不及，此乃上古之天道，非可占之于今世也。其不知虚者曰：某病属热，投寒剂不瘥，某证当泻，施泻法反剧，此乃北方之治法，非可用之于南人也。惟戴人云：病如不是当年气，看与何年气运同，便向某年求活法，方知都在至真中之歌，似能破世之惑，又引而不发。呜呼！有定纪之年辰，与无定纪之胜复相错常变，今独求年辰之常，不求胜复之变，岂得运气之真哉！六气之盛寒盛热与虚寒虚热，同其所属，今独求寒热之所属，不求寒热之盛虚，岂得寒热之情哉！苟以常变盛虚观运气寒热，则古今南北皆可一以贯之，而所谓参天地赞化育，如视之掌也。仆自早（旱）岁留志是书，钻研即久，似得二三，爰据所知，挈其宏纲，开以节目，而类编集之，使常变必分，盛虚必著，或前贤之注未备者，间以己意附之，庶几运气之义灿然复明。日之曰《运气补注》，虽僭逾之罪莫逃，然济生一念，自有不容己者，心（凡）吾同志，幸改正云。

洪武甲子二月朔旦仙岩楼爽序①

---

① 洪武甲子二月朔旦仙岩楼爽序：哈佛大学燕京图书馆馆藏的明嘉靖四十四年曹灼刻本无此落款。

附六　仙岩全斋公幼科金针序

天之化育有偏全，人之禀受有厚薄，因而疾分浅深，药难概施，所赖调剂之得宜者，非医不为功，医之有关于世也，诚大矣。然而其最要者，莫如幼科，盖婴童为人之始，气犹未定，疾为易感，稍不护持，追悔奚及，所以自古名贤类多著述，莫不以是为惓惓焉。予族祖全善府君讳公爽，行公十六，全斋其号也，幼通易、道，性薄尘寰，隐居仙岩，烧丹炼药，全活者不可数计。时明初高皇帝闻名召见，调治俱合上意，赐官医院固辞勿受，退归旧庐，爰著《内经运气》《江潮论》《周易参同契》《仙岩日录》诸集，并《医学纲目》四十九卷（注：应为四十卷或三十九卷），流传奕世，为世所珍。内有幼科一条，因病以察证，随证以投药，分门别类，源委井井，不诚为幼科之金针也哉。予特采而录之，分为六卷集成编以便考核，俾藏之于家，用以保婴孩，布之于世，亦以广仁术。先儒曰事亲者，不可不知医，予则曰爱子者，不可无是书。窃愿后之览者，慎勿视为蠹残也，而之幸甚。

时乾隆十五年黄钟月朔旦侄裔孙克明[1]鲁侯谨识

① 克明：即楼克明。详见第八章学脉传续。

附七　越山① 先生幼科惊症序

夫人初生之日，即始死之年也，吾愿以所辑《幼科惊搐门》一种，付梓布施，作活命慈航何如。余取其书，细为披阅，其于本症、兼症、余症、类症，辨晰说明，正可谓渡世金针，先生自此长不死矣。

时乾隆辛亥夏月泰顺县儒学教谕暨阳姻弟王绍典撰

王绍典叙曰：先生读书善得，问能通微理，析毫芒，靡不融彻。嫌禀质薄，甫弱冠，便求延年之术，笃志岐黄。《医学纲目》乃祖遗书也。既熟复久，爰自诸名家外及一知半解、成言备采者，不问简帙完缺，悉钩其元，辄多创获，名遂远近播，男妇大小诸科并精，日来就医以百十计。初不惮烦，亦不索一文钱，并好施舍，豫贮药石，不时需用，贫无资者，恣取给焉。然交游广，酬应不支，肩舆往迎，率怅然返。盖祝者十而诅者百，不能顺也。余于先生为姻旧，札邀再四，来或不果，私窃憾之。庚戌冬，余旧居停延至武林，偶得畅叙，缘疏阔久，坐谈辄竟夕。却忆二十年来，终岁不得一觏面，颇未尽识先生之为人，至是乃始知先生所得者，心学也。余亦遂有出世之想，学长生恐不能，愿得长不死。先生愀然曰：不死安得长？夫人初生之日，即始死之年也。吾愿以所辑《幼科惊搐门》一种，付梓布施，作活命慈航何如？余笑曰：施送阴骘文，只堪补壁。此安知不覆酱瓿乎？然先生自此不死矣！

时乾隆辛亥夏日年家眷同学弟王绍典拜题

---

① 越山：即楼岩。详见第八章学脉传续。

附八 本书作者撰写的论文题录

[1] 朱定华.楼英《医学纲目》学术特点探微 [J].中医杂志，2007，08：760-761.

[2] 丁立维，江凌圳.《医学纲目》征引文献考论 [J].中华医史杂志，2019，02：100-105.

[3] 丁立维.日本医籍引《医学纲目》内容初步研究 [J].浙江中医杂志，2019，10：769-771.

[4] 丁立维.《医学纲目》运气学说的运用范式 [J].中华中医药杂志，2020，02：663-666.

[5] 吴侃妮，江凌圳.试论楼英《医学纲目》脾胃部理法特点 [J].中医文献杂志，2020，02：35-38.

[6] 江凌圳，丁立维，黄爱军.明代浙派名医楼英学术传承与思想文化 [J].中医药文化，2020，04：40-46.

[7] 毛伟波，江凌圳.从《医学纲目》看楼英的针灸学术特点 [J].上海针灸杂志，2021，03：362-365.

[8] 林红.《医学纲目》扶正法在辨治积聚中的应用浅析 [J].浙江中医杂志，2021，04：266-267.

[9] 黄红艳，江凌圳.从《医学纲目·妇人部》探析楼英对崩漏的治疗思路 [J].中医文献杂志，2021，03：44-45.

[10] 黄龙祥.明刊45卷本《医学纲目》的版本及文献价值 [J].中华医史杂志，2021，03：137-150.

[11] 黄龙祥.中医学理论体系重构的典范——楼英《医学纲目》理论创新启示 [J].中国针灸，2021，08：823-833.

《浙派中医丛书》总书目

原著系列

格致余论	规定药品考正·经验随录方
局方发挥	增订伪药条辨
本草衍义补遗	三因极一病证方论
丹溪先生金匮钩玄	察病指南
推求师意	读素问钞
金匮方论衍义	诊家枢要
温热经纬	本草纲目拾遗
随息居重订霍乱论	针灸资生经
王氏医案·王氏医案续编·王氏医案三编	针灸聚英
随息居饮食谱	针灸大成
时病论	灸法秘传
医家四要	宁坤秘笈
伤寒来苏全集	宋氏女科撮要
侣山堂类辩	产后编
伤寒论集注	树蕙编
本草乘雅半偈	医级
本草崇原	医林新论·恭寿堂诊集
医学真传	医林口谱六治秘书
医无闾子医贯	医灯续焰
邯郸遗稿	医学纲目
通俗伤寒论	

专题系列

丹溪学派	针灸学派
温病学派	乌镇医派
钱塘医派	宁波宋氏妇科
温补学派	姚梦兰中医内科
绍派伤寒	曲溪湾潘氏中医外科
永嘉医派	乐清瞿氏眼科
医经学派	富阳张氏骨科
本草学派	浙江何氏妇科
伤寒学派	

品牌系列

杨继洲针灸	王孟英
胡庆余堂	楼英中医药文化
方回春堂	朱丹溪中医药文化
浙八味	桐君传统中药文化